# 吃对营养顺序，好孕又不胖

李婉萍 著

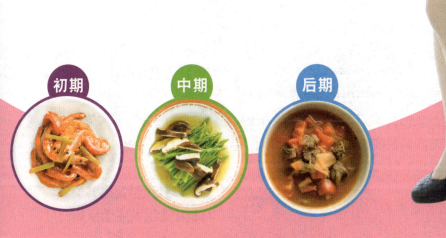

初期　中期　后期

电子工业出版社
Publishing House of Electronics Industry
北京·BEIJING

## 推荐序

## 孕妈咪都需要的 饮食宝典

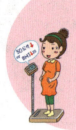

"最近网络上有位孕妇抱怨，每次产检都被医师告诫体重增加太多，所以这次特别空腹来做产检，期盼医师能少念叨一点。无奈这位医生的病人数太多，看完夜诊产检已经是晚上十点半了。孕妇饥肠辘辘，当下决定不管医师那一套，跟老公吃火锅去啦……"现代孕妇因为饮食习惯改变，大多有体重过重现象，加上经常外食，即使非常节制，还是不免发生体重持续快速上升的问题。因此要吃得好、吃得巧，又要吃得饱，便显得更不容易了。

我们的营养师婉萍是三个孩子的妈，她的小孩刚好也由我接生。她以一个营养师的专业立场与三次怀胎的经验告诉所有孕产妇只要稍微用心，了解食物特性，其实摄取孕期充足的营养并非难事。本书从专业角度出发，通过平实的文字说明，从准备怀孕、到怀孕初期、中期及晚期的营养需求，并列出各种食物之营养成分及重要性，同时配合腹中胎儿的成长，变化出各种不同菜单供妈妈们选择，不失为现代孕妇饮食宝典。

作为一名妇产科医师，在每次产检短短的时间内常常如前所言，只能告诫病人体重与饮食控制的重要性，不太可能在诊间好好地进行饮食卫生教育。而婉萍营养师的这本新书提供了完善的饮食卫生教育，可以让你在孕期中获得足够的营养成份，又不至于增加不必要的身体脂肪。诚挚地向大家推荐，也希望所有的妈妈们能吃饱、吃好、吃巧，不要再饿太久，又跑去吃火锅了！

台湾妇产科医学会秘书长
马偕纪念医院主治医师

黄闵照

# 安心就可以安胎

我几次跟婉萍一起参与电视台的健康性谈话节目,印象很深刻是她发言精要切题,符合生活需求,而且合乎学术上的实证,不会哗众取宠,另外实践经验也非常深厚。很高兴听到她又要出书了,在拜读部分内容后,推荐给大家这一本著作,提供实用的解决方案。

因为生得少、生得晚,还有在信息透明的今日,准父母们总是觉得什么都要给宝宝最好的。我个人在妇产科执业多年,常给产妇饮食上"五要五不要"的建议。五要——优质蛋白要多吃,食材要新鲜,食材要看得见,食物选择要多样,烹调要简单清淡。五不要——精制的食物不要吃,太甜、太咸、太香的东西不要吃,不好吃、不爱吃、腐败的东西不要吃,不要吃太快、不要饿过头、不要吃太好消化的食物,不要吃宵夜。

孕期的营养除了关系到宝宝的成长发育外,真的是过犹不及,太过将引起妈妈肥胖、血糖过高、高血压等问题,太少又怕宝宝发育输在起跑线上。虽然说一人吃两人补,但是现在是母亲一人怀孕,承担超过两人以上的心理负担(先生、父母、公婆、邻居、朋友、网民……)。所以我认为更重要的是"一个安乐愉快的心",相信我,宝宝永远比你想象的坚强!饮食和生活上的重点——"多做一件正确的好事或是多吃一份健康的好食物,就可以减少一件错误行为或是不健康饮食的机会"。相信这本书会是做对事、吃对食物、过对生活,以及让所有准妈妈们安心安胎的良好工具书。

台湾妇产身心医学会秘书长

妇产科知名医师

陈保仁

# 最常见的孕期饮食疑惑，完全解答

我必须说之前我完全不认识婉萍，但一知道她写了本有关孕期营养的健康书，并邀请我帮她写序，我是几乎毫不迟疑地就答应了。理由很简单，对第一线每天要照顾许许多多孕妇的工作人员如我来说，这个议题实在是太重要！

台湾人有个观念就是孕妇要多吃，即便本身不想多吃，但每天被婆婆、妈妈念着说"你太瘦啦，营养不够""肚子太小，小孩长不大、不健康"等，如此被轰炸洗脑，搞得如果不努力吃都已经变成是一种罪恶。

孕期到底要怎么吃才健康？是一个严肃的大问题。过去的社会环境由于物资匮乏，总体来说营养并不是那么充足，所以孕妇必须注意营养、要多吃。但现代的孕妈咪早就没有营养不足的问题，尤其现代社会外食的机会大幅增加，其中的饮食陷阱更是要小心！这方面在书中也有详细的介绍与避险方法。

现在的网络世界实在太发达，什么问题几乎都可以搜寻到。但也不得不承认，这当中充斥着许多孕期营养的网络说法，或者说实属网络谣言！着实也造成了产科医师很大的困扰。对于每天被孕妈咪们在门诊不停地追问"可不可以吃辣？""能不能喝咖啡、红茶？""可以吃冰吗？""我可不可以吃薏仁？"的我们来说，很高兴这本书终于面世了！

我承认，婉萍的新作实在是我们产科医师的救赎。

禾馨妇产科暨母胎儿<br/>
医学中心执行长

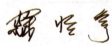

# 一本值得收藏的
## 孕产营养小百科

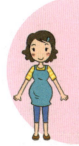

在我十几年的妇产科采访经验中一定有些御用专家、名单。这些专家本身就像是该领域的活字典,通常我们只要抛出一个议题,他们自己就能侃侃而谈地让我们写出一篇完整的、实用的、值得推荐给读者的好文章!这些御用专家、口袋名单,在营养师及妇产科医师中,李婉萍营养师、黄闵照医师就是首选了!所以这次两位专家联袂出版这本孕产题材的好书,想必会有多么精彩、丰富而实用!本人能获邀撰写推荐序当然二话不说,而且感到无比的荣幸!

李婉萍营养师、黄闵照医师多年以来在临床上照顾许多孕产妇,是很多准爸妈信赖的好朋友。尤其是他们本身还都分别育有三名子女,因此一位是有丰富孕产经验的女营养师,一位则是有丰富看护孕妇经验的妇产科医师。临床专业与自身经验的结合都完美呈现在他们最新出版的书里!详尽而实用的内容,精彩可期,绝对值得推荐给读者!

前年我从妇产科为主的传播领域转战到儿科,接触到更多的家庭、父母与可爱的小朋友,深深感受到唯有幸福的家庭、健康的家人才是最珍贵、最真实的!其中,医师、营养师等医疗人员扮演着非常重要的角色,而我们传播媒体从业者也有幸拥有推广的力量,更觉责任重大!而这本书就是这两种力量的结合,期望它能带给您更安心、快乐的怀孕期,帮助您喜迎健康活泼的小宝贝!

《Baby Life 育儿生活》
杂志主编
张玉樱

## 作者序

# 求子不易，营养与饮食更要留意

前一阵子听到朋友流产很难过，也勾起了我过去两次流产的伤痛。

记得那时看到别人怀孕都会忍不住哭泣，想着为什么别人可以拥有，我却不能把宝宝留下来。第一次怀孕，在七周产检时被医生告知胎儿没心跳，需要引产，先是吃药痛了三天，引产无效，之后进行手术。虽然我是医护人员，知道是个小手术，但在上手术台的那一刻我依然感觉无力与害怕。

三个月后，没想到我居然又怀孕了！这次经历了孕吐，想说应该没问题了，结果在高层次超声波检查时发现胎儿心脏结构似乎异常。转诊多家医院又看了儿科医生后，最后我的主治医生劝我还年轻，再生一个吧！我当时感觉自己要割舍掉一个小生命很难接受。但马偕医院的学姐理智地告诉我："留下不健康的小孩，你和孩子一辈子都痛苦！"但当我再次做引产，心中还是无限沉痛！

之后我休息了一个月后才回到职场，看着和我同时怀孕的同事肚子日益增大，而我的肚子却是如此平坦，听到同事兴奋地聊起孕期妈妈经……都让我触景伤情，却不敢大声哭出来怕造成大家尴尬。

虽然这本新书是给孕妈咪们参考的营养手册，但我也想送给所有渴望生育下一代、目前却还无法实现的女性朋友。以下这段，是之前我写给那位伤心朋友的私密小对话，在此与大家分享。

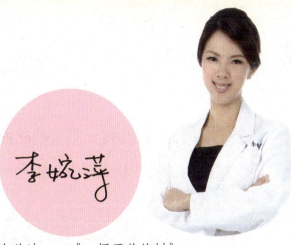

"席慕容有首诗——《一棵开花的树》

如何让你遇见我 / 在我最美丽的时刻 / 为这我已在佛前求了五百年 / 求它让我们结一段尘缘 / 佛于是把我化作一棵树 / 长在你必经的路旁 / 阳光下慎重地开满了花 / 朵朵都是我前世的盼望 / 当你走近 / 请你细听 / 那颤抖的叶是我等待的热情 / 而当你终于无视地走过 / 在你身后落了一地的 / 朋友啊！那不是花瓣 / 是我凋零的心"

我想，也许那时无缘的孩子们大概是因为我只求了一百年，所以缘份不够深。或许，我还有在佛前求了千年的孩子，他们终将到来！现在，我的三个孩子就是我求了三千年得来的。虽然我们都曾如此难过，但未来还有无限，让我们一同寄予期待。现在好好哭吧！哭累了，好好调养自己，等待将来与他们相见的那一刻！

很开心有机会撰写这本新书，正因为自己怀孕不易，为了让小宝贝在我的子宫中健康长大，因此我也格外重视孕期营养。这次，特将平时接受咨询、采访，最常被问到的孕期营养疑问，以及 Facebook 粉丝团提供的问题整理出来，分阶段介绍怀孕期间的营养并搭配上食谱，也将自己过去怀孕的营养心得做了一番回顾，希望能让所有妈妈们在孕期时都能有实用的饮食依循。

最后，感谢老公多年来给我无限成长的空间，很爱你喔！当然，也爱我所有的家人，因为有你们，我才知道生命的美好！

002　推荐序

006　作者序

014　导读 怀孕 10 个月妈妈 & 宝宝变化抢先看

034　要看这里哦！超推荐！怀孕不同月份的重要提醒

# 超实用！孕期 10 个月一定要知道的关键饮食

040　孕期体重控制好，怀孕过程超轻松，产后速瘦没问题

> 养胎不养肉！怀孕期间的体重管理 \ 根据孕前 BMI 值，决定你的体重应该增加多少 \ 280 天 "选食守则" 跟着吃，妈妈宝宝都健康

046　怀孕中的妈妈，看到这 4 大类食物请止步

048　Q & A 大破解！粉丝团妈妈来发问

053　花点功夫顾好三阶段营养，宝宝、妈妈大健康

> 别急着增加热量，等孕期中、后期再开始 \ 解救准妈妈的嘴馋，营养师大推的孕期点心 \ 孕期中后期，300 卡的热量该怎么追加

058　素食妈妈的健康饮食提案

> 善用优质蛋白，也能帮宝宝造血长肉 \ 孕期最容易缺乏的营养素排行榜 & 完全解决方案

# Part 2 怀孕初期 1~3 个月关键饮食实践版

**064** 孕妈咪必读&宝宝不可少的初期关键营养

叶酸、复合维生素 B、蛋白质，孕期初期不可或缺的营养

**065** 必须营养 1：有助神经系统发育的叶酸

推荐▶高叶酸菜单：山药烩甜豆\洋菇拌炒西兰花\红枣枸杞鸭肉汤\蒜拌空心菜\麻酱芦笋\五豆饭\玉米燕麦饭\豆浆麦片粥

**069** 必须营养 2：增进红血球生成的维生素 E

超推荐▶高维生素 E 菜单：坚果豆浆\香酥核桃饭\胚芽牛奶

**071** 必须营养 3：锌，攸关宝宝的大脑发展

超推荐▶高锌菜单：香葱茶油肉丝面线\萝卜豆皮味噌汤\红烧鱼下巴\海鲜清汤\香煎鸡里肌肉佐杏鲍菇\洋葱肉片盖饭\红豆饭\蛤蜊烩芦笋\西芹炒百合

**076** 必须营养 4：有助减轻孕吐的维生素 $B_6$

超推荐▶高 $B_6$ 菜单：西红柿炒鸡丁卷心菜\什锦荞麦炒面\鲑鱼胚芽饭

**079** 必须营养 5：健全胎儿神经系统的维生素 $B_{12}$

超推荐▶高 $B_{12}$ 菜单：鲜味蚬汤\酱烧牛小排

**081** 必须营养 6：避免宝宝生长迟缓的碘

超推荐▶高碘菜单：海带结烧肉\海菜煎蛋

**083** 初期安心养胎饮食——一天的菜单推荐

**097** 对症缓解——初期不适症状的对应饮食与对策

孕吐不停，常感到恶心怎么办 \ 怀孕后容易感到疲累，可以怎么改善 \ 开始变得频尿，这是正常的现象吗 \ 食欲不振，吃不下，害怕宝宝没营养，怎么办 \ 怀孕后特别爱吃酸酸辣辣的食物，会有问题吗 \ 如何解决孕期失眠、睡不好的问题

# 怀孕中期4～6个月关键饮食实践版

**104** 孕妈咪必读&宝宝不可少的中期关键营养

蛋白质、钙质，孕期中期不可少的营养

**105** 必须营养1：有助红血球形成的复合维生素B：$B_1$、$B_2$、$B_3$（烟碱酸）

超推荐▶高复合维生素B菜单：黑芝麻糙米甜粥 \ 香辣拌猪肝 \ 胚芽豆奶

**109** 必须营养2：宝宝大脑需要的ω-3脂肪酸

超推荐▶高ω-3脂肪酸菜单：烤秋刀 \ 烤鲔鱼坚果沙拉 \ 糙米鲑鱼三角饭团 \ 蒜蓉蒸鲑鱼 \ 亚麻仁油拌双花

**111** 必须营养3：健全胎儿脑功能的维生素C

超推荐▶高C菜单：甜椒炒梅花肉丁 \ 金沙西兰花 \ 椰香木瓜西米露 \ 豆芽菜蛋饼 \ 奇异果苹果汁

114　**必须营养 4**：让宝宝长肉、变壮的蛋白质

　　　超推荐▶高蛋白质菜单：豆腐肉丸子汤\清蒸鲜虾\芥兰炒牛肉丝\破布子蒸鱼片\银鱼蒸蛋\黑木耳鸡片\肝连汤

118　中期安心养胎饮食——一天的菜单推荐

131　对症缓解——中期不适症状的对应饮食与对策

　　　有苦难言，便秘、嗯不出来怎么办\好怕长出妊娠纹，该怎么预防\不知不觉就想吃东西、食欲大开怎么办\胀气、心灼热好难过，想要改善该怎么做\身体不同部位都出现皮肤发痒现象，如何改善

# Part 4　怀孕后期 7～10 个月关键饮食实践版

138　孕妈咪必读＆宝宝不可少的后期关键营养

　　　钙＆铁不可或缺的二大营养素，孕妈咪一定要摄取

139　**必须营养 1**：最好从天然食物中摄取的维生素 A

　　　超推荐▶高维生素 A 菜单：南瓜沙拉土司\豌豆浓汤\姜丝油菜\清炒胡萝卜\菠菜鱼片汤\黑豆饭

143　**必须营养 2**：同时为妈妈和宝宝存够骨本的钙质

143　**必须营养 3**：能促进钙吸收的维生素 D

　　　超推荐▶高钙菜单：小鱼干炒豆干\秋葵烘蛋\水果酸奶\糙米浆\芝士焗烤土司\杏仁片拌苋菜\洋菜三丝

147　必须营养 4：提供造血基础的铁质

　　　　超推荐▶高铁菜单：麻油红菜面线\福圆养生粥\猪排寿司便当\芝麻饭\猪肝粉丝\米豆饭

150　必须营养 5：适当摄取有利钙质吸收更好的镁

　　　　超推荐▶高镁菜单：菠菜小鱼汤\虾米拌白菜金菇\荞麦米浆

153　后期安心养胎饮食——一天的菜单推荐

167　对症缓解——后期不适症状的对应饮食与对策

　　　　天啊！开始出现水肿，该怎么消除\经常睡到一半小腿抽筋，怎么办\孕期血压往上标，该怎么控制\怀孕后期体重还是不足，该如何增重\体重增加太多了，怎么办

## Part 5　外食孕妈咪营养大补帖

174　完全破解——外食看不见的 10 大陷阱大公开

182　外食该怎么选？能提供宝宝均衡营养的早午晚餐大点评

　　　　外食妈妈的养胎 5 大技巧\以"便利店"食物当早餐的孕妈咪怎么吃\以"中西式早餐店"食物当早餐的孕妈咪怎么吃\在"小吃、面店"外食的孕妈咪怎么吃\以"外卖便当"当午餐的孕妈咪怎么吃\以"快餐"当午餐的孕妈咪怎么吃\以"自助餐"当晚餐的孕妈咪怎么吃\以"日式料理"当晚餐的孕妈咪怎么吃\以"泰式料理"当晚餐

的孕妈咪怎么吃＼以"越南料理"当晚餐的孕妈咪怎么吃

## 高龄孕妈咪好孕顺产必读

**208** 高龄妊娠最常见的 8 大健康风险

> 畸形儿几率高＼流产几率增加＼早产机会高＼自然产比例较低＼产后恢复较慢＼不利于宝宝体质健康发展＼并发症多＼多胞几率大

**212** 让母婴更健康的护身符——必要的产前体检

> 基本孕期检查＼特殊检查

**216** 高龄孕妈咪最容易发生的 4 大症状与护理法

> 子癫前症＼甲状腺功能异常＼妊娠糖尿病＼前置胎盘

**219** 妇产科医师给高龄妈咪的生活小叮咛

> 顺产的第一线把关要领～定期产检＼为自己减压,宝宝长得更好＼饮食不需过度,油腻、重口味要忌口＼加强体态、适度运动,控制体重最重要＼气候变化要注意,保暖措施不可少

**222** 附录:亲自动手做便当最安心

> 只要这样做,就能放心享用隔夜饭盒＼孕妈咪营养便当,轻松上菜

导读

怀孕10个月
妈妈&宝宝
变化抢先看

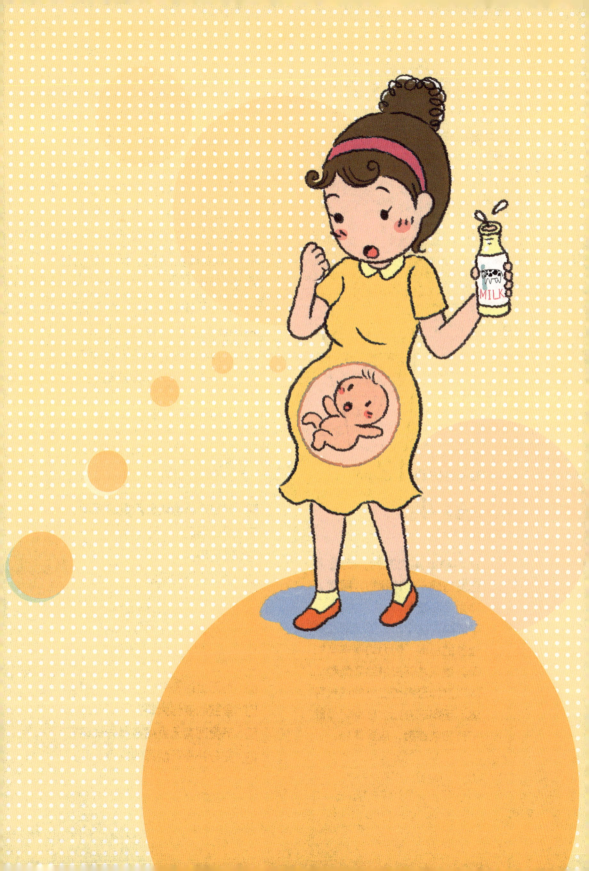

## 怀孕 5～8 周

# 2 个月

### 宝宝的样子

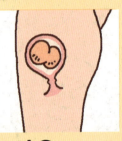

- 胎儿身长 约 **12**cm
- 体重 约 **4**g

* 从怀孕第 4 周开始，受精卵已发育成一个球状物，医学上称为"胚囊"。
* 孕妈咪在这个阶段要特别注意营养的摄取，因为均衡丰富的营养摄取才能提供给胚胎脑细胞以及神经系统最好的成长环境。孕妈咪开始会感到轻微的不舒服或疲劳，应多休息。

因迟来的生理期或害喜症状开始猜想"该不会怀孕了"？大部分的早期怀孕症状会从这个阶段开始发生，无论是生理或心理都可能产生不同于以往的改变，例如疲倦、嗜睡、恶心、情绪起伏大……不过，每个人情况都不相同，就算同一个人每次孕程的怀孕症状也不会都一样。

必须等到第 4 周结束后，受精卵此时开始分裂成长变成一个宝宝了！胚胎形成后就会前进到子宫里，在这里慢慢发育直到出生。

### 准妈妈别忘了这个时期该做的事

- ☑ 到妇产科确认是否真的怀孕
- ☑ 戒掉烟酒
- ☑ 谨慎服药
- ☑ 讨论生产的医院

### 妈妈检查一下自己的身体状况

- ☑ 有无出血？
- ☑ 食欲的变化大吗？
- ☑ 下腹部有无疼痛或是异样感？
- ☑ 充分补充叶酸高的饮食

怀孕10个月妈妈&宝宝变化抢先看　导读

## 1 这个时期妈妈的变化

**早期的乳房变化**
胸部紧绷，乳头敏感。

**子宫大一号**
子宫变大压迫到膀胱，造成频尿现象，切忌憋尿

**固定生理期日有微量的出血情况**
有时候在生理期固定来的日子还是会有微量的出血。感觉到倦怠等微妙的身体变化，建议妈妈应尽早就医。

**有的妈妈会开始害喜**
生理期延迟一个礼拜以上，怀孕的可能性很高。怀孕状况因人而异，有的妈妈已经开始出现害喜症状。

## 2 这个时期宝宝的成长

虽然仅有小种子般的大小，但宝宝的心脏的确已经逐渐发育形成、产生心跳，且可以通过超声波看到心跳了。

在脐带中的三条不同血管在此时出现，小小身躯的外缘，有一群组织会组合起来形成脊椎，有些小芽出现在躯体外围，很快形成的手臂和腿也会在此阶段变长。

胎儿的眼睛、耳朵、鼻子、嘴巴等都隐隐若现。内脏部分除了肠子之外，左右心房、支气管等雏型也都出来了。

隆起的头部比上周稍微大了一点，看起来已经和身躯大小不相上下。

★ 怀孕7周时呈现二头身。已经可以分辨出手脚。
★ 胎盘基底的组织开始形成，预备生成脐带的组织发达。
★ 这个时期称为器官形成期，建立小宝宝主要器官的基础。脑袋、脊椎、眼耳的神经快速成长。大脑、脊髓、肝、肺、肾脏都在长成中，同时也具有排泄的功能。
★ 眼、口、鼻都还只是大概的样子，但渐渐成形。

## 怀孕 9~12 周
# 3 个月

### 宝宝的样子

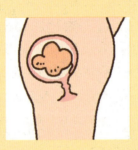

- 胎儿身长 约 **9**cm
- 体重 约 **20**g

* 在第 9 周时,手指及脚趾更明显,甚至还可以清楚看到"眼"睑。
* 第 10 周时,除了肺部之外,大部分器官已经发育完成。

恶心、孕吐、便秘、胀气、晕眩等不舒服有可能会在这个月发生。在外观上,因为子宫逐渐变大,腰围也跟着变宽了,平日穿的衣服感觉也变得较紧。胎盘尚未完全成形,活动需谨慎小心。妈妈要努力跨越害喜难关,小宝宝顺利从胚芽发育成胚胎。

这个阶段妈妈的情绪波动可能变得很大,所以要多休息、学习放松的技巧。而如果是超过 35 岁的妈妈,或有家庭遗传病史,可在第 10 周时做一次羊膜腔穿刺检查,可对胎儿的先天性及遗传性疾病做出特异性诊断。

### 准妈妈别忘了这个时期该做的事

- ☑ 领取妈妈手册
- ☑ 和老公、家人讨论生产地点
- ☑ 决定、预约生产的医院
- ☑ 思考从今往后的工作
- ☑ 有工作的人要向上司报告

### 妈妈检查一下自己的身体状况

- ☑ 有无出血?
- ☑ 体重是否因害喜大幅减少?
- ☑ 下腹部有无疼痛?
- ☑ 有无排便?
- ☑ 害喜时要小心脱水!不要太过勉强

怀孕 10 个月妈妈&宝宝变化抢先看 | 导读

## 1 这个时期妈妈的变化

### 呕吐、口味的改变等害喜症状达巅峰期

很多妈妈在这个时期害喜症状最严重,一般计算到12周为最高峰。难受时或体重有严重下降时,应赶紧就医。

### 拳头大小的子宫

怀孕11周左右时,子宫约为拳头大小。

### 大腿根部的韧带感到疼痛

子宫变大时,因子宫的肌肉拉扯,大腿根部及两侧下腹部的韧带可能会感到疼痛。

### 容易便秘

除了受到荷尔蒙影响之外,子宫压迫到肠道和膀胱也是原因之一,会造成频尿且容易便秘的情况。

## 2 这个时期宝宝的成长

头部较之前来得更挺直,且脑神经细胞相互连接,以及小脑叶的雏型都可以通过呈现透明状的头颅中清晰可见。

宝宝此时正式从"胚胎期"进入"胎儿期"。胎儿所有的器官都渐渐开始成型,骨骼开始形成,肝脏、脾脏、骨髓等造血细胞也都开始慢慢成形。

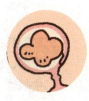

★ 在此阶段结束时,宝宝从头到臀部的长度约为成人的小拇指长
★ 肌肉、骨骼也渐渐完成。
★ 如果是男宝宝,其睾丸已开始分泌睾固酮
★ 若为女宝宝,则卵巢也已发育了。
★ 眼皮、嘴唇,牙齿齿胚的雏型开始产生。
★ 手脚的指头分开,开始长指甲。
★ 肝脏、胃、肾脏开始运作,小宝宝开始喝羊水、排尿。
★ 在第10周时可以通过心跳侦测器听到胎心音。

## 怀孕 13～16 周

# 4 个月

### 宝宝的样子

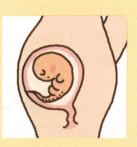

- 胎儿身长 约 **16~18**cm
- 体重 约 **110~160**g

\* 此时胎儿的手臂已经成长到可以弯曲,甚至可以把手指放进口中吸吮。

\* 耳廓发育也更为完整,已经开始对外在声音的变化产生反应。至于手指头上的指纹,也慢慢开始形成。

---

进入妊娠中期的阶段,早期出现的不适症状多数会获得缓解,食欲变得比较好,体重也将稍有增加。

下腹明显地隆起,腰身圆润,处处都让身边的人越来越感受到你散发出的"孕"味!胎盘成形,流产的可能性大幅降低。

胎动变得活跃,虽然妈妈尚未有感觉,但有可能感到腹部一侧有轻微的触痛,因为子宫迅速增大以适应胎儿的成长。

### 准妈妈别忘了这个时期该做的事

- ☑ 害喜症状改善后要实行体重管理
- ☑ 准备孕妇用的内衣
- ☑ 养成预防妊娠纹的习惯

### 妈妈检查一下自己的身体状况

- ☑ 下腹部是否感到疼痛?紧绷?
- ☑ 害喜症状有无改善?
- ☑ 有无皮肤问题?
- ☑ 排尿的频率是?
- ☑ 恢复食欲后要小心饮食过量

## 1 这个时期妈妈的变化

### 害喜症状渐趋缓和
害喜状况改善，倦怠感消除后食欲旺盛。小心体重急剧上升，要维持均衡饮食。

### 小腹部开始渐渐隆起
子宫约幼儿的头般大小，肚子的隆起程度已经明显看得出来。

### 有的人会有频尿的现象
子宫会降到骨盆下方，增加对膀胱的压迫，产生频尿的情况。

### 胎盘和脐带都完全成形
这个时期中的胎盘已经完全成形，脐带也确实将妈妈和宝宝紧紧相系。

### 可能会出现皮肤问题
因为荷尔蒙的影响造成皮肤发痒或干燥等问题。症状严重时可以前往医院诊治。

## 2 这个时期宝宝的成长

胎儿的成长速度越来越快，这个月结束时，大多已经长到如成人手掌大小，全身被细柔的胎毛包覆着。

虽然仅有小种籽般的大小，但宝宝的心脏已逐渐发育形成、产生心跳，且可以通过超声波看到心跳了。

★ 五官渐渐形成。身体、手脚的骨头和肌肉的生长速度也会加快。
★ 羊水量增加，小宝宝开始会转动眼球、自行呼吸、吞咽（羊水）。
★ 在里面扭动身体，甚至会踢腿了！
★ 通过脐带吸收养分。
★ 皮肤变厚不透明。
★ 男女性器开始成形。
★ 眼睛还未睁开，但脸上开始长胎毛，嘴巴也会开开合合。

## 怀孕 17~20 周

# 5 个月

此时妈妈们的肚子明显变大，不仅进入安定期，也变得更浑圆了，穿上弹性布料的衣服或孕妇装会让你感觉舒服一点！

有些人在这个月也许就能感受到宝宝的胎动，但如果没有也不用着急、担心。

### 宝宝的样子

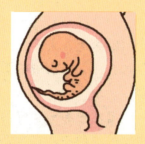

- 胎儿身长 约 **20~25cm**
- 体重 约 **300g**

\* 身上开始出现毛发，最先会从头部、上唇及眉毛处长起。透明的皮肤上开始覆上一层保护的脂肪，皮脂腺开始分泌一种像蜡的物质，这种物质会和死去的表皮细胞合成为胎脂。

### 准妈妈别忘了这个时期该做的事

- ☑ 穿孕妇用内衣
- ☑ 身体状况佳时适度地运动
- ☑ 寻找家附近或医院的妈妈教室
- ☑ 要搬家的人建议选在这个时期

### 妈妈检查一下自己的身体状况

- ☑ 是否出血？
- ☑ 下腹部是否疼痛、紧绷？
- ☑ 有无贫血的感觉？
- ☑ 体重是否急遽上升？
- ☑ 为了体重管理，每天都要量体重

怀孕10个月妈妈&宝宝变化抢先看 　导读

## 1 这个时期妈妈的变化

**胸部变大**

进入母乳准备阶段，胸部开始变大，乳头有黄色分泌物渗出。

**子宫约为成人头大小般**

子宫约成人的头大小，产检时已经可以测量子宫大小（子宫底部至耻骨距离）。

**妈妈可以感觉到胎动**

有的妈妈在16周时就开始感觉到胎动。但每个人的情况不同，也有可能因为工作的关系需要走动而感觉不到。

**容易贫血**

怀孕时为了帮助胎儿发育，需要比平常更多的铁，也因此容易造成妈妈贫血。

## 2 这个时期宝宝的成长

宝宝的身长与体重不断增加，体重约达250克左右。

皮肤变厚泛红，全身长胎毛，整体外观来说更趋近一个正常的小宝宝了。

头发长出来了！全身的皮肤还长出了细细的胎毛，此时胎儿的腿已经像成人的小指头般长。另外，消化系统和泌尿系统也运作得更好，已经能吸进羊水，然后将尿液排出。耳朵部分的中耳已经成形，因此胎儿听得见声音。

★ 骨头变硬，肌肉也变强韧。
★ 可以在这个月通过超声波知道宝宝的性别。
★ 20周左右会进行第一次基本超声波筛检，或可自费进行高层次超声波检查。
★ 身体的动作变多，可以做出上半身向后仰、脚向前伸、脖子左右摆动或握手指等动作。

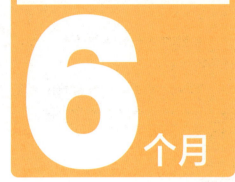

## 怀孕 21～24 周

# 6 个月

### 宝宝的样子

- 胎儿身长 约 **28～30** cm
- 体重 约 **650** g

\* 宝宝皮肤呈赤红色且皱巴巴的,薄到血管清晰可见,上下睫毛已经发育完全,且手指甲覆盖着指尾。

部分妈妈体力会变好,胃口也会明显增加。

因为腹部隆起的关系,肚脐会突出,下腹部可能也会有点疼痛。第 22 周时,子宫底已经高过原先肚脐位置约一寸了。

妈妈只要抚摸肚子就能马上知道胎儿的位置。肚脐张开且突出,这时的背部感觉僵直和腰痛会持续增加,也因为体重的增加会导致腿麻和水肿,大腿、小腿静脉曲张开始产生。由于对生产有所恐惧,以及对身体的变化的焦虑,都有可能导致忧郁症的发生。

### 准妈妈别忘了这个时期该做的事

- ☑ 有需要蛀牙等牙齿治疗就去做
- ☑ 开始进行乳头护理
- ☑ 和另一半讨论要不要陪产
- ☑ 开始想小宝宝的名字

### 妈妈检查一下自己的身体状况

- ☑ 是否出血?
- ☑ 下腹部是否疼痛?紧绷?
- ☑ 手脚有无水肿?
- ☑ 是否感觉到胎动?
- ☑ 要留意向后仰的动作

## 1 这个时期妈妈的变化

### 大部分的人会感觉到胎动

小宝宝的活动变活泼，大部分的妈妈能够清楚地感觉到胎动。妈妈下腹部明显隆起，由于支撑子宫的腹部韧带被拉长，偶尔会感到疼痛，也可能出现肚子难受、胀气的症状，便秘严重的孕妇还可能因为痔疮而受尽折磨，因此要多加注意。胎动的发生原本只在下腹部的附近能细微感觉到，从现在开始能大范围地感受。

### 子宫变更大

比大人的头更大一圈，子宫底已经到肚脐高度。

### 容易腰酸背痛

身体重心移位和肚子的重量都会造成腰酸背痛。

### 脚容易抽筋

小腿的肌肉疲劳，容易抽筋（痉挛）。

## 2 这个时期宝宝的成长

骨头和肌肉的成长，让动作更加活泼。

羊水增加使得胎儿能自由活动，会经常自己转换身体方向，有时候甚至会上下颠倒。可以听到妈妈的心跳声，以及胃在消化食物的声音、血管里血液流动的声音等，当然也能听到子宫外的所有声音喔。此时宝宝的味觉比大人更灵敏，若有苦味渗入羊水，胎儿就不吸吮；若是甜味的话，他会快速吸吮比平时多2倍以上的羊水。

- ★ 消化系统逐渐发育，开始会有吞咽羊水的动作，所以妈妈吃了什么食物，宝宝也可以尝到不同的味道喔！
- ★ 听力越来越灵敏。
- ★ 眼皮、眉毛与指甲都差不多长成了。
- ★ 内脏器官的机能更加成熟，骨头越来越坚硬，身体末端长出肌肉。
- ★ 上下眼皮分开，可以明确看出五官。

## 怀孕 25～28 周

# 7 个月

在这个月胎儿会持续茁壮成长,不过许多意想不到的小麻烦也会一个个接踵而来。妈妈可能出现腿抽筋,手、脸、脚略微浮肿的症状。因腹部肌肤过度伸展、被撑大,妊娠纹出现、肚子搔痒也是常见的现象,可以涂抹温和滋润的乳液帮助舒缓。因肚子越变越大,仰睡时会感到痛苦。

### 宝宝的样子

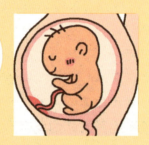

- 胎儿身长 约 **35～38** cm
- 体重 约 **1** kg

* 视觉和听觉发育几乎完成,因此在听到妈妈身体外面传来的声音时会感到紧张或惊奇;味觉也十分发达,会大口大口地吞下甜食,把苦食吐出来。

### 准妈妈别忘了这个时期该做的事

- ☑ 体重管理的同时也要注意不要摄取过多盐分、糖分。
- ☑ 趁现在安定期去剪头发。
- ☑ 开始看婴儿产品。
- ☑ 产后要回到职场上的女性可以开始找托婴中心。
- ☑ 此时(24～28周)可能会合并进行妊娠糖尿病筛检。

### 妈妈检查一下自己的身体状况

- ☑ 检查是否有出血的状况
- ☑ 下腹部是否疼痛或紧绷感
- ☑ 是否感觉到胎动?
- ☑ 体重有无增加太多?
- ☑ 是否便秘?
- ☑ 有无贫血的感觉?
- ☑ 躺着的时候,仰躺侧躺比较舒适些

## 1 这个时期妈妈的变化

**注意牙周病，口腔清洁不怠慢**

因荷尔蒙的影响容易充血，易造成牙龈出血或流鼻血。

**乳晕暗沉**

乳房也随之胀大，而乳晕因色素沉淀变得暗沉。

**容易产生妊娠纹**

随着肚子越来越大引起拉扯皮肤，进而会造成皮下组织断裂，形成妊娠纹。子宫因为已经提升到了胸口位置，孕妇的心脏会怦怦直跳，肚子也会觉得难受。除了这些不适之外，还有消化系统运作不顺、发生腿部痉挛，以及静脉曲张等现象。

**骨盆关节松弛、腰痛变强烈**

在沉重的肚子和荷尔蒙的影响之下骨盆变松弛，腰痛变严重，因此尽量不要做勉强的动作。

## 2 这个时期宝宝的成长

胎儿的皮肤被白色的胎脂覆盖。此时若用光来照射，他会转动头部，也证明视觉神经正在发育。而听觉发育得更好，可以区分从外界传来的爸爸、妈妈的声音。

当这个月结束，胎儿的身长应该已经超过 38 厘米喽！可在羊水中自由转动。

脸部像老人家一样有很多皱褶。已经培养出规律的睡眠和醒来的时间，由于胎儿的肺部机能比较弱，所以还处于练习呼吸的阶段。

★ 皮下脂肪渐渐累积，看起来不再是先前瘦巴巴的模样了。
★ 脑部更加发达，可以控制全体机能。
★ 肺部功能发育已趋近成熟，利于宝宝出生后能自行呼吸。
★ 视觉及听觉的发展几乎完成，外界的强烈光线或较大的声响都会让宝宝有所反应。
★ 在羊水中转来转去改变自己的方向，有可能造成胎位不正。
★ 皮肤的透明度越来越低，越来越看不到血管。
★ 眼睛的水晶体形成，偶尔会眨眨眼睛。

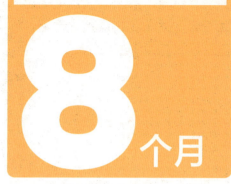

## 怀孕 29～32 周

## 8 个月

总算到了怀孕后期，妈妈的肚子越来越大也越来越重。做好生产的心理准备，多跟肚子里的宝宝说说话。

随着胎儿的快速生长，妈妈可以感受到更明显、频繁的胎动。

大腹便便的身形往往会让妈妈们觉得一活动就喘不过气来，或夜晚老是睡不好。越到后期、接近宝宝出生的阶段，睡觉时应采取侧卧姿势并尽量运用几个舒适的枕头将便便大腹及大腿支撑住，可以让你好好休息，减少下肢水肿的现象。

### 宝宝的样子

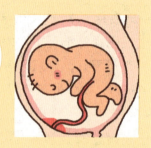

- 胎儿身长 约 **40～43** cm
- 体重 约 **1～1.8** kg

*此时开始体重会比身高增加得更快。胎儿的骨骼基本上已经长好，且脑细胞和神经系统也链接在一起，大脑可向身体传递信息、展开活动。

### 准妈妈别忘了这个时期该做的事

- ☑ 决定回娘家生产的人先回家做一次健康检查。
- ☑ 开始购买婴儿用品。
- ☑ 确认所在地医保的津贴、补助金。
- ☑ 准备小宝宝的生活空间。
- ☑ 先做好住院或回娘家时不在家的准备（家事笔记等）

怀孕 10 个月妈妈&宝宝变化抢先看　**导读**

### 妈妈检查一下，自己的身体状况

- ☑ 有无出血？
- ☑ 下腹部有无疼痛？紧绷感？
- ☑ 有没有贫血的感觉？
- ☑ 手脚有无水肿？
- ☑ 每天都有感觉到胎动？
- ☑ 有没有过重？
- ☑ 肚子产生紧绷感时先躺下来看看情况

## 1　这个时期妈妈的变化

### 肚子容易感到紧绷

进入怀孕后期后，肚子会比较容易紧绷，紧绷次数也会增加。

### 看不到自己的脚

肚子大到看不见自己的脚，容易腰酸背痛。

### 胎盘成长

胎盘也跟着胎儿一起成长。

### 分泌物增加

怀孕后期因荷尔蒙的变化分泌物会增加。但如果会痒或出现异样的颜色、气味就应该就诊。

### 手脚容易水肿

下半身的静脉因子宫的压迫容易水肿，也容易造成静脉瘤。

## 2　这个时期宝宝的成长

胎毛开始减少，只有肩膀和背部会残留一些余毛。活动力变得旺盛，当动作过大时，妈妈的腹部也会跟着动。为了看东西会睁开眼睛、调节焦点或眨眼睛。

因为皮下脂肪急速增加的缘故，宝宝的体重发展迅速。为出生做准备，做出类似呼吸的运动。因为身体空间变大，大多数胎儿会将头或屁股放进骨盆中，成纵向姿势。

★ 大脑中枢神经机能持续而显著的成长。
★ 心脏、肺、肾脏等内脏器官持续成长。
★ 胎儿对肚子外的声音开始产生反应，这时可以多听些柔和的轻音乐或古典乐曲。准爸爸可以轻抚妈妈肚子，跟宝宝说说话唷！
★ 骨髓大致发育完全。

# 怀孕 33～36 周

## 9 个月

胎动越来越强烈，甚至也会出现规则胎动现象。妈妈肚子里的甜蜜负担会让其中许多人感到腰酸背痛，骨盆也会有压迫感。越接近临盆，期待宝宝出生的喜悦，以及对阵痛、生产的担忧常会令妈妈心情复杂，记得纾解心情喔！

### 宝宝的样子

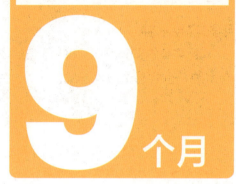

- 胎儿身长 约 **45~48** cm
- 体重 约 **2.3~2.6** kg

※ 在这个月，胎儿的头部大体上已朝向下方，定位在分娩时的正常胎位上。通过超声波可以感觉到胎儿表情的变化。

### 准妈妈别忘了，这个时期该做的事

- ☑ 备妥待产包，做好随时可以入院的准备。
- ☑ 要回老家生产的妈妈，尽可能在34周左右就回乡。
- ☑ 决定小宝宝的名字。
- ☑ 确认报户口等产后必要的手续程序。
- ☑ 还在工作的人，可考虑自己的状况，再决定是否从34周开始请假待产。

### 妈妈检查一下，自己的身体状况

- ☑ 有无出血？
- ☑ 下腹部有无疼痛？紧绷感？
- ☑ 有无贫血的感觉？
- ☑ 每天都有感觉到胎动？
- ☑ 体重有无过重？
- ☑ 手脚有无水肿？
- ☑ 无法一次顺利吃完一餐的情况下可以采取少量多餐。

## 1 这个时期妈妈的变化

**害喜般的反胃感**

子宫隆起到心窝左右的位置，对胃造成压迫，产生反胃感。

**有时会感到心悸、呼吸不顺**

心脏和肺部负荷变大，有心悸和呼吸不顺的情况。

**频尿、漏尿**

膀胱受到压迫，容易产生频尿、漏尿。

**脚容易抽筋、水肿、分泌物变多**

对脚的负担加剧，小腿易感到疼痛、痉挛、容易水肿。

腹部会胀到肚脐都凸出来，且变得非常结实。子宫重量日益增加，连接骨盆的耻骨疼痛，且容易引起便秘和痔疮。阴道分泌物的颜色变深并伴随更多黏液。

## 2 这个时期宝宝的成长

身体越来越圆润漂亮，肺部机能发育完全。

体重增加的速度约一周可达到 200 克以上。

通过胎盘可以吸收到来自母体的疾病免疫物质，即使在这时出生，以胎儿的健康程度也能好好地活下来。

---

★ 他们的小脑袋仍旧继续发育，由于头部较重，因此大部分胎儿已转成正常胎位（头朝下）。

★ 发育正常的宝宝此时通常已有 2600 克啰！

★ 肺部机能在 35 周时大致发育完全。

★ 皮肤保护物质胎脂会变得更加厚实。肺部以外的所有内脏机能几乎完全成熟。脚趾形成，生殖器官已经完全形成，能够准确分辨出男女。

## 怀孕 37～40 周
# 10 个月

临盆时刻将近。随着胎儿位置下降，妈妈呼吸不顺的问题可以获得改善，但膀胱也因此受到压迫而出现频尿现象。在体重方面已经不太会有增加趋势，但血压会比之前稍高一些。

这个阶段的产检，医生一般也会估算宝宝出生的时间、提醒阵痛、分娩的注意事项，让你可以提早做准备。

### 宝宝的样子

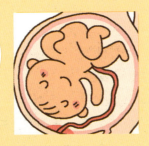

- 胎儿身长 约 **50**cm
- 体重 约 **3~3.4**kg

＊ 长得胖嘟嘟的，身体的比例是四头身，由于皮肤的皱褶大致都消失了，所以模样和新生儿差不多。

### 准妈妈别忘了这个时期该做的事

- ☑ 婴儿用品的准备完成。
- ☑ 生产程序、临盆时联络方式的最终确认。
- ☑ 临盆的心理准备。
- ☑ 拍摄怀孕的照片作纪念

### 妈妈检查一下自己的身体状况

- ☑ 有无出血？
- ☑ 有无前驱阵痛？
- ☑ 腹肚有无周期性的紧绷感？
- ☑ 有无激烈腹痛？
- ☑ 每天都有感觉到胎动？
- ☑ 小宝宝已经做好随时可以出来的准备

## 1 这个时期妈妈的变化

### 子宫的位置下降，准备生产

上升到心窝左右位置的子宫开始下降。小宝宝也下移到骨盆准备出生。

### 胃跟心脏的压迫已消失，感觉舒适许多

子宫下降后不再压迫到胃和心脏，感觉较舒适，饮食恢复正常。

### 压迫到膀胱，造成频尿、漏尿

随着子宫下降，膀胱受到的压迫会增强，容易造成频尿、漏尿的情况。

### 有些人会开始出现产前征兆

越来越多的产妇出现产前征兆的前驱阵痛。肚皮撑得很紧。处于随时都可能生产的状态。临近预产期时，腹部疼痛的症状会变得频繁，但这并不是阵痛。

## 2 这个时期宝宝的成长

肌肤呈现漂亮的粉红色，随时出生都没问题。

如果宝宝在第37周出生，已经到达足月标准。若还在妈妈肚子里，体重也多半已有3千克以上。

即使是最后的几周，胎儿也还是在继续长大中，这代表他（她）的活动空间也越来越狭窄了。

过了第40周的预产期，小宝贝还待在子宫里没出来跟爸妈见面的话也别担心，医师会评估状况，看看是否需要进行催生。

---

★ 肾脏机能成熟，能够确实处理水分，肌肤呈现红润光滑的粉色。

★ 覆盖住全身的胎脂减少。充足的皮下脂肪让外表看起来更圆润。

★ 下巴靠向胸前、屈膝，等待出生。

## 要看这里哦！超推荐！
# 怀孕不同月份的重要提醒

专为"不知道该注意些什么才好？"的孕妈咪准备的表格，依照怀孕月份标示出需要先阅读的重点内容。现在怀孕月数正好对应标有"★"的孕妈咪要仔细阅读该项哦。

| 需特别注意的事项 | 怀孕 2~4月 | 怀孕 5~7月 | 怀孕 8~10月 | 生产·产后 |
|---|---|---|---|---|
| 孕妇健康检查 | ★ | ☆ | | |
| 超声波检查 | ★ | ★ | ☆ | |
| 宝宝的性别 | ☆ | ★ | ☆ | |
| 害喜 | ★ | ☆ | | |
| 先兆性流产·流产 | ★ | ★ | | |
| 便秘·痔疮 | ☆ | ☆ | ☆ | |
| 频尿·漏尿 | ☆ | ☆ | ☆ | |
| 腰酸背痛 | ☆ | ★ | ★ | |
| 耻骨·臀部疼痛 | ☆ | ☆ | ★ | |
| 贫血 | ☆ | ★ | ★ | |
| 头晕·起立性低血压·心悸 | ☆ | ☆ | ☆ | |
| 水肿·静脉瘤·脚抽筋 | ☆ | ☆ | ★ | |
| 乳房的变化 | ☆ | ☆ | ★ | |
| 肌肤问题·妊娠纹 | ☆ | ☆ | ★ | |
| 眼·鼻·耳·口·齿的相关问题 | ☆ | ☆ | ☆ | |
| 怀孕中使用的精油 | ☆ | ☆ | | |
| 腹部紧绷·疼痛·出血 | ★ | ★ | ★ | |
| 早产·先兆性早产 | ☆ | ★ | ★ | |
| 德国麻疹 | ★ | ★ | ☆ | |
| 传染性红斑 | ★ | ★ | ☆ | |

"★"表示该时期的必读重点　　"☆"表示该时期也可以作参考的内容

## 怀孕10个月妈妈&宝宝变化抢先看

| 需特别注意的事项 | 怀孕 2~4月 | 怀孕 5~7月 | 怀孕 8~10月 | 生产·产后 |
|---|---|---|---|---|
| 水痘 | ★ | ☆ | ★ | |
| 麻疹 | ★ | ★ | ☆ | |
| 流行性耳下腺炎（腮腺炎） | ★ | ☆ | ★ | |
| 性器官疱疹 | ☆ | ☆ | ☆ | |
| 淋病 | ☆ | ☆ | ☆ | |
| 衣原体性病 | ☆ | ☆ | ☆ | |
| 巨细胞病毒 | ☆ | ☆ | ☆ | |
| 梅毒 | ☆ | ☆ | ☆ | |
| 成人T细胞白血病（ALT） | ☆ | ☆ | ☆ | |
| 尖锐湿疣（菜花） | ☆ | ☆ | ☆ | |
| 毛滴虫症阴道炎 | ☆ | ☆ | ☆ | |
| 艾滋病 | ☆ | ☆ | ☆ | |
| B型肝炎 | ☆ | ☆ | ☆ | |
| C型肝炎 | ☆ | ☆ | ☆ | |
| 念珠菌阴道炎 | ☆ | ☆ | ☆ | |
| 复合维生素B溶连菌（GBS） | ☆ | ☆ | ☆ | |
| 感冒·流感 | ☆ | ☆ | ☆ | |
| 健检时医生说的话 | ☆ | ☆ | ☆ | |
| 胎盘问题 | ☆ | ☆ | ☆ | |
| 怀孕高血压症候群 | ☆ | ☆ | ☆ | |
| 妊娠糖尿病 | ☆ | ☆ | ☆ | |
| 胎位不正 | | ☆ | ★ | |
| 产后妈妈的调养 | ☆ | ☆ | ☆ | ★ |
| 医师或助产士是什么人？ | ☆ | ☆ | ☆ | ☆ |
| 需要注意的饮食 | ★ | ☆ | ☆ | |
| 妥善使用药品·补给品 | ★ | ☆ | ★ | |
| 体重管理 | ★ | ★ | ★ | |
| 怀孕中的性生活 | ★ | ☆ | ☆ | |

"★"表示该时期的必读重点　　"☆"表示该时期也可以作参考的内容

| 需特别注意的事项 | 怀孕 2~4月 | 怀孕 5~7月 | 怀孕 8~10月 | 生产·产后 |
|---|---|---|---|---|
| 分布怀孕信息 | ☆ | ☆ | ☆ | |
| 怀孕与工作 | ☆ | ☆ | ☆ | |
| 胎动·胎教 | ☆ | ☆ | ☆ | |
| 怀孕时期外出 | ☆ | ☆ | ☆ | |
| 帮宝宝取名字 | | ☆ | ★ | ☆ |
| 育儿用品的准备 | ☆ | ★ | ★ | ☆ |
| 准备宝宝的房间 | | ☆ | ★ | ☆ |
| 大肚子的生活方法 | | ☆ | ★ | |
| 在哪里生产 | ☆ | ☆ | ☆ | |
| 入院生产的准备 | | ☆ | ★ | |
| 调养容易分泌母乳的体质 | | ☆ | ★ | ☆ |
| 调养顺产的身体 | ☆ | ☆ | ★ | |
| 预产期将近的生活方法 | | ☆ | ★ | |
| 休闲与运动 | ☆ | ☆ | ☆ | |
| 生产流程 | ☆ | ☆ | ★ | ★ |
| 开始生产 | | ☆ | ★ | ★ |
| 克服阵痛的秘诀 | | ☆ | ★ | ★ |
| 生产台上的呼吸方法 | | ☆ | ★ | ★ |
| 陪产 | | ☆ | ★ | ★ |
| 生产时的医疗措施 | | ☆ | ★ | ★ |
| 各种分娩方法 | ★ | ☆ | ☆ | ☆ |
| 剖腹产 | ☆ | ☆ | ★ | ★ |
| 生产计划 | | ☆ | ★ | ★ |
| 怀孕·生产·育儿的花费 | ☆ | ☆ | ☆ | ☆ |
| 怀孕·生产·育儿可以得到的补助 | ☆ | ★ | ★ | ★ |
| 出生证明的写法·提交方法 | | | ☆ | ★ |
| 存教育基金的方法 | ☆ | ☆ | ☆ | ★ |

"★"表示该时期的必读重点　　"☆"表示该时期也可以作参考的内容

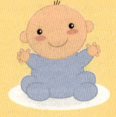

Part 1 超实用！

# 孕期10个月
## 一定要知道的
## 关键饮食

**恭喜你！**
经过殷殷期盼，终于加入了孕妈咪的行列。

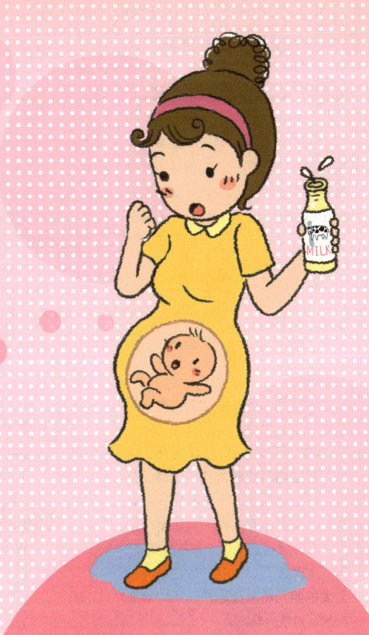

孕期营养是妈妈与宝宝健康的重要关键，
如何从怀胎开始吃好又吃巧，
真正做到"一人吃、两人补"！
赶快来认识孕妈咪应有的正确饮食习惯，
营养补充到位，
让宝宝从娘胎起就能打造不过敏又健康的好体质！

# 孕期体重控制好，怀孕过程超轻松，产后速瘦没问题

人们常说怀孕是女人最美的时期，但对不少妈妈们而言却也是宣告身材即将变形的开始。其实要养育出健康的胎宝宝而妈妈又不胖并不难。跟着本书一起做，你还是可以当个漂亮孕妈咪喔！

## 养胎不长肉！
## 怀孕期间的体重管理

怀孕期间妈妈的体重过重除了会增加孕程中的负担、引发不适之外，其实还有让人忧心的其他原因。

**发生内科疾病的几率偏高**，包括：妊娠糖尿病、子癫前症等合并症。特别是怀孕后期一旦体重增加过快很容易引起高血压与高血糖症，等于也提高了生产时的风险。此外，**太大的胎儿将造成难产**，采取剖腹产的可能性也较高。

**生产时不易施打麻醉**，而产后引发出血的机会也高；且当妈妈的身体脂肪过厚时，也会影响产后伤口愈合的速度。另外，**生下巨婴的几率比保持正常体重的妈妈将高出许多**（正常初生儿体重约为 3200 克左右，超过 4000 克即称为巨婴）！孩子将来罹患慢性病的可能性也会大幅提高。比起一般妈妈，胖妈妈产后减肥会更为辛苦。

这是因为妈妈孕前体重不足，或是孕期中体重增加过少，不但会影响胎儿的体重，也不利于脑部发

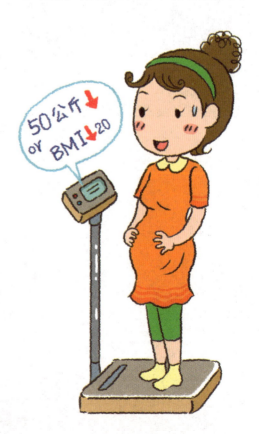

育。**体重低于 50 公斤**或**身体质量指数 BMI 值小于 20** 的孕妇，生下体重不足宝宝或**早产的几率比较大。**

举例来说，小萍体重 50 公斤，身高 160 厘米，BMI 值的算式为体重（kg）÷ 身高的平方（m²），即 50÷（1.6×1.6）＝ 19.5。由此可知，小萍怀孕后可增加 12.5 ～ 18 公斤的体重。

初期不建议体重增加，12 周后每周建议增加 0.5 公斤，40 周时增加到 14 公斤。

假设 21 周时已胖 6 公斤，目标孕期体重最多增加 18 公斤，要如何控制自己的体重目标？

目标 18 公斤减去已胖 6 公斤，即剩下 12 公斤，分配在剩余的 19 周〈40 ～ 21 周〉，表示每周不能超过 0.6 公斤，但因为后期成长迅速，因此中期要每周控制最好不超过 0.5 公斤，后期每周不能超过 0.6 公斤。

## 根据孕前 BMI 值，决定你的体重应该增加多少

在医师确定孕妇怀孕后，妈妈都可领到一本《孕妇健康手册》。依照手册说明，怀孕期间体重增加 10 ～ 14 公斤较为合适，但这只是一个参考的平均值。每个人高矮胖瘦各有不同，增加的体重也应视孕前状况做适当调整。目前我们会建议你用 BMI 值来计算，并且应注意每个月体重增加的速度。

也就是说，假如孕前的 BMI 值越高，怀孕后增加的体重相对就会比较少。临床上碰到有些妈妈希望怀孕后体重增加越少越好。提醒你，孕期中所增加的体重不仅包括腹中宝宝的重量，也包含了羊水、胎盘等构造。为了胎儿正常成长着想，还是将体重控制在标准值内吧！

最容易掌握体重变化的方法就是"每天量体重"。我自己在怀第一胎中后期时曾有一周夸张地胖了三公斤。后来便维持每日量体重的习惯以免胖得太快而不自觉，更理想的方式是在怀孕之初就将体重增加幅度规划好，才能预估自己整个孕期会胖几公斤。

| 怀孕前的 BMI 值 | 体重增加范围 | 12 周后每周建议增加重量 |
| --- | --- | --- |
| ＜ 19.8 | 12.5 ～ 18 公斤 | 0.5 公斤 |
| 19.8 ～ 26 | 11.5 ～ 16 公斤 | 0.4 公斤 |
| ＞ 26 | 7 ～ 11.5 公斤 | 0.3 公斤 |
| ＞ 29 | ≧ 6 | |

★ 身体质量指数 BMI ＝ 体重（kg）÷ 身高的平方（m²）

### 怀孕期间增加的重量到底在哪里

- 婴儿：3.2～3.6公斤
- 胎盘：0.7～1.3公斤
- 羊水：0.9～1.4公斤
- 乳房组织：0.9～1.4公斤
- 血液供应：1.8公斤
- 储存的脂肪与母乳等营养物质：2.5～4.公斤
- 子宫增加重量：0.9～2.3公斤

**总重量约 11～16 公斤**

## 280天"选食守则"跟着吃，妈妈宝宝都健康

妈妈的营养摄取会对胎儿带来多方面的影响，所以在这280天里，不仅要吃对食物，更要吃对营养，才能让宝宝健康长大。

而怀孕中的妈妈请好好遵守6大选食守则，才能掌握好孕期增重幅度。只要体重不失控，想要生出健康宝宝绝非难事！

### ❶ 选"营养密度"较高的食物，比算热量更重要

为了让胎中宝宝好好发育，充足的热量固然重要，但怀孕时的饮食重点仍以"营养均衡""重质不重量"为首要。所谓"营养密度"是指食物"每100大卡热量中所含的各种营养素含量"。

比方说，1个中等大小的苹果与1块牛轧糖，同样约有80大卡的热量。但苹果富含维生素、矿物质、膳食纤维等营养，而牛轧糖虽含有淀粉、蛋白质等，但也含有不少的油脂与糖分。两者比较之下，当妈妈肚子饿、嘴馋时，苹果会是对你和宝宝较好的健康选择。

### ❷ 要定时定量，而不是想吃就吃

别忘了！你所吃的每一口食物都会在体内发挥作用，影响一个小生命。或许你怀孕前经常是事情忙完后才吃饭，或是晚上饿了拿泡面、盐酥鸡当宵夜。在准备孕育健康宝

超实用！孕期 10 个月一定要知道的关键饮食　Part 1

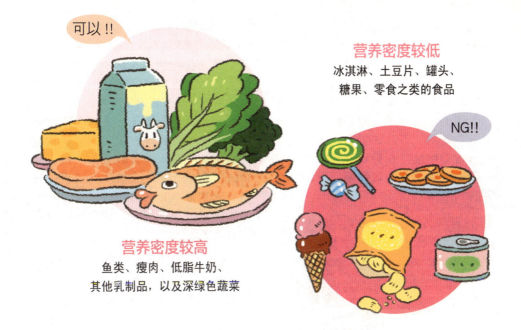

可以!!

营养密度较低
冰淇淋、土豆片、罐头、糖果、零食之类的食品

NG!!

营养密度较高
鱼类、瘦肉、低脂牛奶、其他乳制品，以及深绿色蔬菜

宝的同时，这些习惯都要避免！因为胎儿需要你"固定时间、适当分量"的喂养，而不能像过去一样总是"这餐省略不吃，下一餐再多吃一些补回来"。因为当你的胃空空的，代表着宝宝也正在挨饿喔！

至于有部分孕妇在妊娠初期可能会有恶心、反胃甚至呕吐等不适时，可把每天所需的营养平均分配，**由原来"三大餐"改成"五、六餐且少量"的进食方式**。当中、后期食欲大开后，不建议少量多餐这种饮食习惯，因为一般人并非营养专业、很难确切判断"少量"与热量，容易吃得过多、影响热量与血糖。

## 3　慎选 3 大营养素，热量来源要正确

怀孕时尽量摄取各式各样的天然食物，可以让你和宝宝得到所需的营养物质。其中碳水化合物（糖类）、蛋白质与脂肪三大营养元素是供应能量的主要来源。建议你依照以下原则选对食物才能确实吃进好能量。

### 精选"优良"蛋白质

蛋白质中的胺基酸是帮助胎儿建构组织、发育成长及细胞修复的必备原料。蛋白质也是合成血红蛋白、形成血球的重要营养，能预防孕妈咪发生贫血症状。不过许多蛋白质食物同时也含有脂肪，在每日热量摄取足够的原则下可多选择较低脂、易于消化吸收的种类。

#### 最佳选择

瘦肉（猪、羊、牛肉）、去皮鸡肉或鸭肉、鱼肉、虾贝类、蛋、豆类（黄豆、毛豆、豆干、豆腐、豆浆）。

### 精选"复合式"碳水化合物

碳水化合物是热量的主要来源，如果摄取不足容易导致蛋白质缺乏或酮酸中毒。一般我们最常吃到的白米、面条、白面包、饼干、蛋糕多为精制后的"简单碳水化合物"，虽能快速提供足够热量，但营养成分不如"复合式"碳水化合物完整。而复合式碳水化合物进入人体后消化较慢，对长时间供应能量有好处，并且你可以摄取到更多纤维！

#### 最佳选择

全谷类（如燕麦、糙米、紫米）、全麦制品、水蒸或烘烤的带皮土豆、干豆类（扁豆、绿豆、红豆）、水果、蔬菜、低脂奶类及其制品。

### 精选"好"脂肪

脂肪能提供必需的脂肪酸，是胎儿维持正常发育不可或缺的元素。其中的Omega-3脂肪酸能促进脑神经发育，DHA对大脑皮质组织与眼睛视网膜的形成有重要影响。不用担心摄取脂肪会让你发胖，只要不过量并多选不饱和脂肪含量较高者即可。

#### 最佳选择

植物油（如橄榄油、菜籽油、苦茶油、芝麻油）、坚果类（如腰果、杏仁、花生）、深海鱼（如鲑鱼、鲔鱼）。

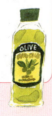

## 4 维生素、矿物质微量营养素特别重要

相较于糖类、蛋白质与脂肪称为"三大营养"。维生素、矿物质（如钙、磷、镁、钠、钾）及铜、锌、铁、锰、碘、硒等被称为"微量营养素"。后一类营养必须从食物中获得，虽不提供热量，但体内的生化代谢要是少了它们可就没办法好好运作，就连吃下的三大营养也发挥不了作用。其中，除了铁质与锌的来源多由动物性食物（红肉、

# 超实用！孕期10个月一定要知道的关键饮食

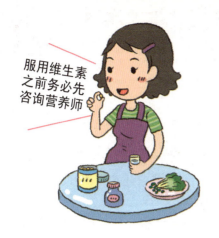

服用维生素之前务必先咨询营养师

饮食不均衡、孕前即缺乏营养、甚至是吃素的孕妇，我都会建议可额外服用孕妇专用的营养品。不过，一定要记得，无论是维生素或矿物质等任何营养补充剂都必须经过专业营养师的指导下使用，千万不可随意服用或自行加量。因为像维生素A、维生素D若是高出每日建议摄取量反而会带来毒性！

贝类、动物内脏）提供之外，其他微量营养大多存在于植物性食材中，例如全谷食物、昆布海藻类、豆类、蔬菜、水果。

## ⑤ 服用维生素，务必先向营养师咨询

妈妈在妊娠期间对各种维生素与矿物质的需求都有增加的需求，假如能从食物获得足量的营养当然最好，但临床上发现很多人无法做到。加上现在环境污染、生产方式的改变，食物中的营养价值或多或少都会受到减损。要确保自己和宝宝有充足的摄取，根据孕期三阶段的个别需求量适当地补充营养品、维生素是可行的做法。

特别是**体重过轻的女性**，或是

## ⑥ 多喝水！宝宝也需要母体供应水分

水分可以促使身体有效运用营养帮助细胞发育，还能让妈妈缓和孕期中的不适症状，调节体温及代谢。特别是当母体的脂肪分解、转化成热量时，体内产生的酮酸需要水分加以稀释、维持健康。

除非妈妈有特殊状况（例如肾脏功能不佳），医生已限制水分摄取者。否则会建议**妈妈每天摄取的水分，应以每公斤体重摄取30c.c.～35 c.c.为准**。假设你孕中体重为60公斤，则怀孕后应每天喝1800 c.c.～2100 c.c.的水。这当中包含了你每天所喝的牛奶、果汁、蔬菜水果、汤品及食物里所含的水分。但开水要占2/3以上。

# 怀孕中的妈妈，看到这 4 大类食物请止步

经常听到女性朋友们形容，确认怀孕后便听到热心的婆婆、妈妈争相分享这个要多吃，那个不能吃的饮食心得。由于众说纷纭，往往令孕妇头痛不已、战战兢兢的。

以营养学来说，孕妈咪确实应该避免或少吃某些食物。基本上，只要掌握以下饮食原则，你一样可安心、满足地享用大自然的各种恩赐！

## 1 生冷食物要忌口

包括生鱼片或生蚝等贝类海鲜和可能含有这些食材的寿司，以及未经完全煮熟的肉类，包含直接以烟熏法制成的肉品及加工肉类制品，如热狗、未加热的培根。生食芽菜、生菜沙拉等。

由于孕妇的肠胃功能比一般人弱，没有加热、煮过的食物都可能潜藏着引发肠胃炎、食物中毒的细菌。吃下不洁食物有时对大人可能没有明显、立即性的伤害，但对肚子里的宝宝可是影响巨大，不可不慎重！

## 2 避免未煮熟或未杀菌的蛋奶类

像是没有完全煮熟的荷包蛋，或含有半生不熟的蛋类食物，如蛋蜜汁、蛋黄酱（以生蛋黄为乳化剂的沙拉酱）、豆浆加蛋、亲子盖浇饭等。另外，未经高温灭菌的牛奶及以奶为原料制成的奶酪、冰淇淋与相关乳制品等，都要尽量避免食用。

随着怀孕，女性的免疫力一般都会跟着下降，身体更容易受到病菌的侵袭。若孕妇在妊娠期间遭到"李斯特菌"感染（即隐藏在未经彻底煮熟的食物中），除了将引发身体不适外，胎儿才是真正饱受威

### 生食或吃半熟食物会有什么问题？

很多妈妈或许会觉得有些人在怀孕时也都会吃生鱼片，"我看都很好，没事啊！为什么一定要禁止？"其实这就是几率问题。

也许平常吃或别人吃的时候都很可以；但要是食物中刚好有病菌存在，这时你的抵抗力、免疫力又较弱，就很容易被细菌侵犯。只能说小心驶得万年船，尤其现在女性又晚婚、怀胎不易，因此我在这里仍要提供标准信息让妈妈们参考。

胁的对象！可能导致流产、早产或胎死腹中，后果严重。

## 3 不贪食油炸食物

含碳水化合物的食物经由煎、炸、焗、烤等烹调方式（如炸薯条），容易产生一种称为"丙烯酰胺"的物质。有研究发现，孕妇在饮食中吃下了高浓度的丙烯酰胺将造成腹中宝宝脑部与神经系统的发育延迟现象，导致体重过轻、头围缩小。

油炸食物固然香酥美味，但不利于消化吸收，容易影响食欲，往往让人减少了下一餐的食量。这样一来将会影响孕妈咪的营养补充情况，破坏"定时定量喂养宝宝"的饮食原则。

## 4 烤焦的食物

至于烧烤一般多以肉类、鱼等动物性食物较多，将吃进过多的蛋白质与油脂。特别是外皮已呈现焦黄甚至焦黑的烧烤食物中，都已被证实含有使人致癌的物质。

如果妈妈们真的想吃，偶而为之即可。烤焦的部分务必要先去除后再吃。若是带皮的肉类，直接受到烟熏的表皮最好也不要吃。吃完烧烤后再搭配大量的蔬果，或是富含维生素C的奇异果、番石榴、柠檬汁，有助降低部分风险。

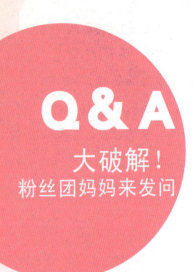

## Q&A 大破解！
### 粉丝团妈妈来发问

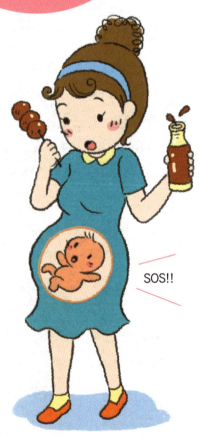

SOS!!

**Q** 孕妇多喝牛奶好吗？听说多喝牛奶、豆浆，宝宝皮肤较白？

**A** 人的高矮胖瘦、肤色深浅基本上是由父母双方的遗传基因来决定。而且是从受孕的那一刻起便形成了，与怀孕期吃什么食物并没有任何关连性。与生俱来的基因会影响黑色素细胞的数量与分布状态，这些才是形成宝宝肤色的重要关键。

以此类推，民间亦有人流传"孕妇吃酱油容易生出黑宝宝"，当然也不正确！酱油的问题在于它的含钠量较高，孕妇最好要减少摄取（包含许多酱料、调味料也是）。

通常建议孕妇多喝牛奶、豆浆是因为它们是非常优秀的蛋白质来源，有利于妈妈、胎儿的身体组织建构与修补，并让宝宝能够好好地生长发育。不过，也不用过量摄取喔！牛奶加豆浆一天的总摄取量最好不要超过 2 杯，约 500 c.c.。

**Q** 从一怀孕就要积极补充营养，宝宝才会长得好？

**A** 在怀孕初期（头三个月），宝宝身

超实用！孕期10个月一定要知道的关键饮食 Part 1

体的大小顶多就像个果核般，此时妈妈从饮食中获得的热量并不会胖到胎儿，而是会留在自己身上唷！真正要做孕期的营养补充从中后期开始就可以了。

在不同的妊娠阶段，准妈妈的营养摄取内容都是宝宝的成长养分。"要吃得营养一点！"是指妈妈要比孕前更注意"均衡且足够的营养"，而非盲目进补、吃下过多热量。

**孕妈咪所摄取的营养，在怀孕中期是母体与胎儿各分配到一半，直到最后的三个月（后期），则大部分会被宝宝吸收。**因此，我们通常都会建议：假如你孕前的饮食已经达到均衡标准，那么请在怀孕中期之后再增加热量与部分营养的摄取吧，以免胖到自己喔！

## Q 怀孕时可以吃辣吗？

A 原则上，只要你没有胃部不适问题的话，吃辣是没什么关系的！不过，建议你要避开辣椒酱、麻辣酱这一类加了许多调味的过咸酱料，里头已超过目标含钠量，恐怕将形成或加重孕妈咪的水肿症状。

偶尔想跟三五好友享用麻辣锅也是可以的，但最好能确知店家的汤底使用了哪些材料。是纯粹用天然辛香食材熬制而成的？还是有化学添加物、高汤块的疑虑？有没有不明产地的中药材、香料？在怀孕期间应掌握"新鲜、自然"的饮食原则，尽量少吃加工与来路不明的食品为宜。

## Q 怀孕前就实践的低淀粉饮食法，现在还可以继续进行吗？

A 低淀粉饮食法是一种通过限制"每日碳水化合物摄取比例"的减肥方式，这种作法的热量摄取会低于一般正常成人所需的热量，因此可以让人在短时间内达到体重

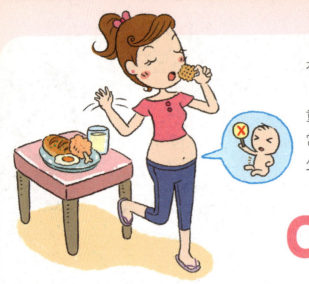

有生长迟缓、智能受损的问题。

所以,假如你孕前在进行减重计划,确知怀孕后请恢复成正常饮食,六大类营养一种也不能少喔!

下降的目的。

在临床上,当我碰到尝试减重却在某一段时间内发生停滞现象的客户时,会依照身体状况指导"低碳水化合物"的饮食,不过,建议施行时间不超过两周。对于孕妇而言,妊娠期间则是绝对**不可节食减重或刻意减少从食物而来的热量**,因为怀孕时的不当减重会伤害到宝宝。

之前有一则新闻报导:"一位二十多岁的准妈妈为了维持火辣身材刻意控制饮食,导致胎儿出生时体重竟不到2000克!"怀孕期间营养摄取不足,母体的胎盘功能、血流量、羊水都会受到影响,不但宝宝在肚子里长不大,将来可能也会

## Q 孕妇吃冰,对宝宝真的不好吗?

A 无论是冰淇淋、棒冰、雪糕,或是汽水、可乐、茶饮等冰品,不仅糖分多且热量也偏高,并不适合妈妈经常食用。在炎炎夏日吃冰

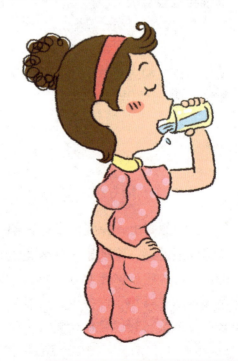

或许可短暂消暑，但其实对解渴没有多大效果。

至于，孕妇常喝冰凉饮料是否会导致宝宝气管不好，目前没有相关研究报告可证实。不过，若母体本身的上呼吸道和气管原本就比较敏感的话，吃冰更容易引发不适或咳嗽症状，还是少吃一点好。

## Q 妈妈吃哪些食物可能会导致胎儿过敏？

A "怀孕吃海鲜，宝宝将来是不是会变成过敏儿？"经常遇到很多孕前喜欢吃海产品的准妈妈用哀怨的语气询问我。也有妈妈认为妊娠时常吃蛋类、牛奶或花生等致敏食物，对于此举易诱发小宝贝们的过敏体质产生质疑？

事实上，过敏还是跟先天体质有关！研究指出：父母若有一方是过敏体质，生出来的宝宝出现过敏症状的几率约为三分之一；若双方都是过敏体质，遗传给小宝贝的几率则增至80%。

目前还没有足以证实"孕妇吃海鲜或特定食物会造成宝宝过敏"的研究。但是本身有过敏家族史或在怀孕前曾因食用某些食物引发过敏症状的妈妈切勿再接触致敏食品与环境中的过敏原，才能降低生出过敏宝宝的风险。

至于并非属于过敏体质、过去也没有相关病史的准妈妈们，还是可以正常食用海鲜、蛋奶类，不必特别避食喔！这样反而容易造成营养不均衡！

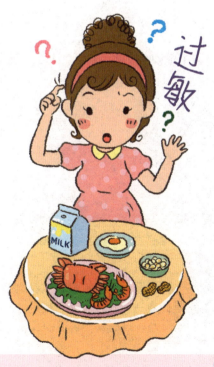

## 孕妈咪正确饮食清单大公开

- **不可吃**

旗鱼、方头鱼、鲭鱼、鲨鱼（含汞量超过1PPM）

没洗过的水果、蔬菜

有发霉疑虑的食物（其有害物质并不因烹调加热而被破坏）

- **避免、尽量少吃**

生菜类

含添加剂食品（罐头、泡面、包装零食）

代糖、阿斯巴甜、糖精

未煮熟的蛋白质食物（生鱼片、五分熟或七分熟的牛排）

热狗、午餐肉（压缩后的罐装肉块）

★除非经完全加热后才可食用

- **限制食用**

| 食物种类 | 份量 |
| --- | --- |
| 咖啡因饮品（咖啡、茶类、碳酸饮料、能量饮料、巧克力） | 1日200mg，至多300mg |
| 含酒精类食物 | 能避则避，不得已的话需控制在1~2个酒精当量 |
| 鲔鱼（包含罐装）、鲑鱼、鲶鱼等深海鱼 | 一周两次，每次不超过130克 |

- **可以多吃这些**

| 食物种类 | 每日建议份量 |
| --- | --- |
| 深绿色蔬菜 | 至少1~2份 |
| 含有丰富维生素C的水果或蔬菜 | 3~5份 |
| 全麦谷类食物 | 2~4碗 |
| 牛奶、乳制品 | 2份 |
| 优良蛋白质 | 3~6份 |
| 干豆类 | 2~4份 |
| 种子坚果 | 2份 |

**营养师悄悄话** 垃圾食物少碰为妙

女性在怀孕期间对于饮食通常都会有些不一样的改变或偏好，假如喜爱的食物刚好也是健康的，比较没什么问题，但如果是高脂肪、高糖分或高热量食物，那就要特别节制，没有营养价值的食物是你应该避开的！

# 花点功夫顾好三阶段营养，宝宝、妈妈大健康

怀孕期间的基本营养和未怀孕前一样，仍需维持六大类食物的均衡摄取。不过为了供应胎儿的成长与妈妈本身需求，在分量分配上会略有不同。

一般我们会将女性从怀孕到生产的孕期（约40周）以每三个月为一个阶段，分为前、中、后三期，让准妈妈轻松掌握各阶段的营养重点。

## ① 别急着增加热量，等孕期中、后期再开始

虽然怀孕时在热量摄取上应适度增加，但这不表示你从怀孕的第一天起到生产前就能大吃特吃。不知节制的后果会让你和宝宝的体重超标，增加孕期负担与生产时的难度。更重要的是，这通常也是让很多妈妈在产后面临"瘦不下来"窘境的最大因素喔！

### 妊娠初期（1～3个月）

从怀孕前就应调整饮食内容，以"摄取足够的营养"为重点

尽管需要供应母体怀孕及胎儿生长发育的需求，但并不建议你做其他特别的补充！因为小宝宝这时候还只是个刚成形的胚胎，需要的热量与营养并不多。妈妈只需维持正常均衡、饮食多样化的习惯就可以了，不妨多注意"维生素"与"矿物质"的摄取！

### 妊娠中期（4～6个月）

随着宝宝快速发育，妈妈胃口大开，要避免营养价值低的食物

这个阶段妈妈们的食欲一般都会变得较好，因此要注意少吃热量高、低营养价值的食物。

进入中期以后，每天热量摄取可再增加300大卡，并可多补充钙质、蛋白质等营养。如果想要摄取营养品，复合维生素或妈妈奶粉会是你较好的选择！

## 孕妈咪每日饮食建议

| 各类营养 | 可以从这里获得 | 所需份量 | 每一份量 |
|---|---|---|---|
| 全谷杂粮类 | 米饭、面条、面包、谷物、面食、干豆类、根茎蔬菜 | 2～4碗 | • 4片薄片吐司<br>• 1.5个中等大小的红豆面包<br>• 1碗煮熟的米饭（可添加红豆、绿豆、豌豆）<br>• 2碗煮熟面条<br>• 大块甘薯<br>• 4片萝卜糕<br>• 2根中等大小的玉米 |
| 蛋豆鱼肉类 | 黄豆制品、鱼肉蛋类 | 5～12份 | • 35克（或三根手指头大小）的肉或鱼类<br>• 3～4块小排骨<br>• 1颗蛋 |
| 低脂奶类 | 牛奶、芝士、酸奶及各种乳制品 | 2份 | • 240c.c.牛奶<br>• 2片（40～45克）芝士<br>• 200c.c.酸奶 |
| 蔬菜类 | 各式蔬菜，包含菇类、海藻、芽苗蔬菜 | 4～5碟 | • 半碗煮熟或烫蔬菜约100克 |
| 水果类 | | 3～5份 | • 1个中等大小的苹果<br>• 1个的奇异果<br>• 1碗切块水果<br>• 120c.c.果汁 |
| 油脂与坚果类 | 食用油、坚果类 | 3～7小匙 | • 5.c.c动物或植物油<br>• 10～20克综合坚果 |

### 妊娠后期（妊娠 7 个月至宝宝出生）

**烹调方式要改变，少油、少盐，负担自然小**

越接近后期，胎儿的成长越迅速，所需要的营养也会跟着增加。孕妈咪在营养摄取之余最好多吃健康、清淡的饮食，对消化、预防或减轻水肿有帮助。

只要你不是毫无节制的乱吃，体重基本上应不成问题。但体重若有过重或不足现象，此阶段都要在饮食上另做调整。别担心！医师会在每次的产检中评估妈妈体重增加的程度并给予建议。

## 2 解救准妈妈的嘴馋，营养师大推的孕期加餐

好消息！从中期开始，妈妈可以在三餐之外再补充点心。然而，因为是在餐与餐之间额外增加的食物，因此必须符合以下 4 大原则：

- 原则 1　以天然食材为主
- 原则 2　少热量、低盐少油
- 原则 3　不吃"零食"
- 原则 4　能提供必要营养所需

### 想吃淀粉食物的妈妈

坚果奶酪吐司 1～2 片
五谷杂粮小馒头 1～2 个

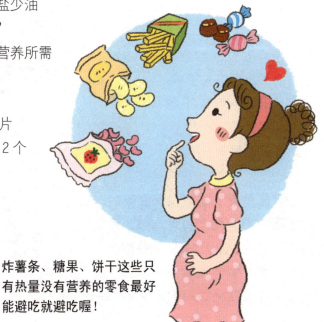

炸薯条、糖果、饼干这些只有热量没有营养的零食最好能避吃就避吃喔！

### 想吃甜点的妈妈

绿豆牛奶或红豆豆花 1 碗

酸奶 200 c.c.

### 想喝饮料的妈妈

五谷杂粮冲泡粉 1 包

低糖或无糖豆浆 200 c.c.

低脂牛奶 240 c.c.

妈妈奶粉或高蛋白奶粉 1 匙（约 7～10 克的蛋白质）

冲泡式阿华田或巧克力饮品 1 小包

### 想小嚼零食的妈妈

苏打饼干 4～8 片

原味爆米花 2～4 个

茶叶蛋 1 个

蔬菜条 1～2 碗

各式水果 1～2 碗

葡萄干、椰枣 20 颗

坚果类 20 颗

原味水果干 20 颗

尤其是喜欢吃甜点配咖啡的孕妇更要小心容易产生胃灼热、胃食道逆流的不适症状。真的想吃甜食，请以少量、解馋为原则，高糖、高热量的精致糕点请跟家人或朋友一起分食吧！

## 3 孕期中后期，300 卡的热量该怎么追加

孕妈咪到中、后期，在把握六大类食物作为饮食基础以外，必须将怀孕前及初期每天应摄取的理想热量再多增加 300 大卡的热量，好满足宝宝发育及母体需要。

至于，每天必须多出来的 **300 大卡到底是多少呢**？大约等于一碗白米饭或 **500 c.c. 牛奶**，或是一个菠萝面包（约 80 克）的热量。

### 甜食控妈妈要注意

很多女性朋友在怀孕后常面临口味上的改变，假如你刚好变得特别偏爱甜食可就要格外留意了！

近几年来的市售甜食，如饼干、蛋糕等越做越精致，吃得过多可能会为你带来惊人的热量，营养却所剩无几。甚至有些妈妈在吃了甜食之后往往正餐又吃不下了，这会使胎中宝贝在成长过程中缺乏真正需要的营养，虽然身形跟体重都在向上发展，但器官的发育也许都不够健全喔！

300 大卡 ＝ 1 碗白米饭 ＝ 牛奶 500c.c. ＝ 菠萝面包 80g

不过，妈妈在增加热量之余，还要将食物的营养列入优先考虑。比方说，一个高油、高糖的夹馅面包与一杯低脂鲜奶、一个肉松三角饭团相比，后者的组合既可补足热量，还能另外摄取到钙及蛋白质，可以避免妈妈及宝宝二人只有体重增加、营养却不够充足的情况。

**怀了多胞胎的饮食增量原则**

假如你的肚子里住了不只一个宝宝，无论是热量、蛋白质或维生素等营养需求当然也必须增加。

原则上，**在妈妈体重正常的情况下，每多一个小宝贝，每天就需要多增加 300 大卡的热量。**至于营养素，在全谷类、蛋白质及钙质、铁质方面的补充则必须加倍。担心自己吃不了这么多吗？就把这些营养平均分配到三餐跟加餐里吧！

### 优质 300 大卡食物这样吃

＝ 1 盒小杯酸奶＋1 小截玉米（约 140 克）
＝ 1 杯低脂牛奶（240 c.c.）＋1 根香蕉
＝ 1 片吐司＋1/4 个哈密瓜＋1 颗水煮蛋
＝ 1.5 片杂粮面包＋1 杯柳橙汁（3 颗柳橙榨汁）
＝ 馄饨汤（小型约 6 颗）
＝ 1 小条甘薯＋1 杯无糖豆浆（240 c.c.）＋草莓 10 颗

# 素食妈妈的健康饮食提案

怀孕妈咪吃素合不合适呢？这是很多身边吃素的女性常有的困惑。虽然荤食里含有许多必要的营养，但假如你懂得选择食物的种类与搭配，能摄取到足够的热量，即使整个孕期吃素，还是可以孕育出健康宝宝的唷！

素食妈妈比起一般孕妇较容易缺乏维生素D、维生素$B_{12}$与铁质，建议非必要的话，选择奶蛋素食会比纯素食得到较完整、优质的营养。由于大部分的植物性食物热量都较低，为确保营养及热量足够，一天所吃的食物种类最好能达到25～30种以上。

## 素食妈妈每日饮食建议

| 各大类营养来源 | 全素食妈妈每日摄取份量 | 蛋奶素食妈妈每日摄取份量 |
| --- | --- | --- |
| **全谷根茎类**：糙米饭、全麦面包或全谷类食物 | 3～4碗 | 3～4碗 |
| **豆类**：黄豆、黑豆、毛豆及其加工制品 | 7～8份 | 5～6份 |
| **乳品**：牛乳或乳制品，低脂为佳 | — — | 1.5～2份 |
| **蛋类** | — — | 1份 |
| **蔬菜**：各色蔬菜、菇类、海藻类（深绿色叶菜类至少1份） | 4～5碟 | 4～5碟 |
| **水果**：以新鲜水果为佳 | 3～4份 | 3～4份 |
| **油脂类** | 5～6茶匙 | 5～6茶匙 |
| **坚果种子** | 1份 | 1份 |

### 只需看不用算！"一份"的量聪明掌握

可以用光盘片估算：蔬菜1碟（直径约12厘米）。

可以用手掌估算：水果1份＝1个拳头大或切好的各种水果大约1饭碗。豆类及豆制品＝半个手掌大。

可以用塑料免洗汤匙估算：坚果种子1份＝去壳后约1汤匙（约10克）。

## 善用优质蛋白，
## 也能帮宝宝造血长肉

鱼类及猪肉、禽肉可以提供非常好的蛋白质，对生长肌肉有关键性的影响。那么不吃鱼、不吃肉的素食妈妈该从哪里补回这些必须的营养呢？

除了鱼类、肉食外，豆类、蛋类、豆制品都是富含蛋白质的食物。常见到许多素食者偏重素肉、素料饮食，这是孕妈咪应尽力避免的。蛋白质应广泛从食物中获得，热量、营养才会足够且均衡。

### 蛋乳品提供好蛋白

蛋奶素食者可以从牛奶（粉）、羊奶（粉），或以此为原料加工制成的食品，如酸奶、发酵乳、乳果、芝士、奶酪丝中得到，同时也能摄取钙质。

鸡蛋、鸭蛋与蛋制品既可补充蛋白质，还能吃到素食者容易缺乏的维生素 $B_6$、维生素 $B_{12}$。

豆类是纯素者的蛋白质大本营。不吃蛋奶的全素食妈妈，黄豆、黑豆、毛豆就是你很重要的蛋白质来源了！无论是用黄豆直接辗成的黄豆粉，或是豆浆、豆腐、豆花、豆腐皮、豆包、豆干、干丝……发酵过的味噌、纳豆，都是让你和宝宝得到蛋白质的饮食好伙伴。

### 谷类加豆类，蛋白质最完全

一般全谷类食物的蛋白质胺基酸较不完全，必须和豆类、干豆类食物搭配互补，才能提升体内蛋白质的利用率。例如八宝粥、黄豆糙米饭、全麦馒头配豆浆。或是将豆类与坚果种子混搭，核桃紫米粥、花生豆奶、五谷饭配炒毛豆……

### 素料制品少量吃

素肉片、素绞肉、素火腿、素排骨酥、素鱼等仿荤食的加工品所含的蛋白质量不一定丰富，但却可能使用了调味料、色素或香料来改善口感，会造成妈妈的代谢负担。而面筋、烤麸、油面筋泡等面筋食品，虽可作为蛋白质来源之一，但质量不如黄豆制品佳。这些偶尔搭配蔬食做变化可以，但并不建议长期大量食用。

## 孕期最容易缺乏的营养素排行榜&完全解决方案

### TOP 1 钙、铁、锌

特别是全素食的妈妈因为没有喝牛奶、吃乳制品,加上植物性食物中的纤维质、植酸、草酸都会让人体的钙质吸收率下降,因此非常需要从其他食物获取钙质!

而植物性食物中的含铁量及含锌量不如动物性食物丰富,且进入人体后的利用率也没有动物性铁质高,所以计划饮食时要更加谨慎才行。

◆ **全素者补钙的方法:** 不食牛奶及奶制品的孕妈咪要多摄取含丰富钙质的坚果种子、豆类及深色蔬菜,并选择钙质强化果汁及豆浆、饮品来满足对钙的需求。

◆ **想补钙?可以多晒太阳:** 一般蛋奶素食的人比较不会有钙质缺乏的问题,但若能每天再晒一下太阳,钙质可以吸收得更理想。

◆ **吃哪些食物可以补铁?** 可从全谷类、紫菜、深绿色蔬菜、黑芝麻、葡萄干与黑豆及其制品中得到植物性铁质。摄取以上食物时,再搭配柑橘类或富含维生素C的蔬果、饮品能提升铁质的吸收率。

◆ **锌从哪里来?** 锌、镁、锰等矿物质对怀孕妈咪都是必要的天然催化剂,素食者可在饮食中加入核果种子类,例如花生、核桃、杏仁、腰果……全麦及谷类食物、小麦胚芽中都能获得。

### TOP 2 维生素 $B_{12}$

一般孕妇较少发生缺乏维生素 $B_{12}$ 的状况,但吃全素的人通常很难充分获得这种营养。因为维生素 $B_{12}$ 的来源多为动物性食物,尤其是红肉、动物内脏及蛋类,几乎不存在于植物中。

维生素 $B_{12}$ 能促使红血球的形成与再生,也是帮助宝宝吸收碳水化合物与脂肪等营养、转换成所需能量的好帮手。纯素食的孕妈咪不妨从麦片、酵母粉里补充,或补充含有维生素 $B_{12}$ 的复合维生素。

◆ 可多选择添加有维生素 $B_{12}$ 的酵母、谷麦片、豆浆或植物奶,或是部分发酵的豆制品,如味噌。

◆ 海藻类食物也是增加维生素 $B_{12}$ 的来源之一,例如海带、紫菜、裙带菜、海苔。香菇、杏鲍菇、鲍鱼菇、珊瑚菇、美白菇等菇类，虽含有维生素 $B_{12}$ 但人体吸收率远不及动物性 $B_{12}$ 好吸收。

◆ 即使是蛋奶素食的妈妈每日饮食中的维生素 $B_{12}$ 可能仍未到达建议摄取量。如果你已服用孕妇专用维生素，想知道是否还需要另外补充额外的维生素 $B_{12}$，请教营养师会是最安心的办法！

### TOP 3 维生素D

维生素 D 的最大作用是帮助人体吸收、利用钙与磷两种营养。以饮食并无设限的一般人来说，从膳食中能获得的维生素 D 通常不够充足。因此对全素食的怀孕女性而言就更困难了，因为维生素 D 多来自鱼肝油、肝脏及蛋黄中。

可摄取特别添加维生素 D 的食品或营养片剂，但建议妈妈们在补充非天然的营养品时一定要先跟营养师讨论，以免摄取过多，造成身体不适。

◆ 香菇或木耳在采收后加以日晒处理的话，也能提高维生素 D 的含量。另外，其他如杏鲍菇、鲍鱼菇、珊瑚菇等菇类也含有维生素 D。建议全素食孕妈咪每天除了应摄取至少一份深色蔬菜外，也别忘了多吃菇料理。

◆ 阳光中的紫外线是合成维生素 D 的最佳途径，在不涂防晒油的情况下让手脚及脸部皮肤直接照射，每天分次、累积日晒 20～30 分钟即可。

◆ 有某些厂牌的奶粉、牛奶、即食麦片或麦粉食品中都已另外添加维生素 D，购买时多阅读标签标示或询问厂商。

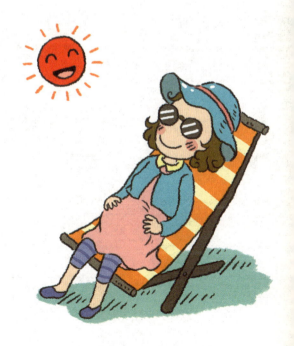

# Part 2 怀孕初期

## 1～3个月
### 关键饮食
### 实践版

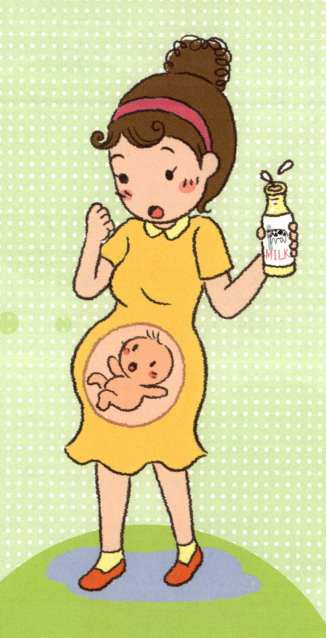

获知将为人母的喜悦、初期怀孕的不安;
担心宝宝不够健康、孕吐、不舒服如影随行。
通过正确的饮食认识让充足的营养,
喂养你和腹中的小小胚胎,一起度过人生初体验。

# 孕妈咪必读&宝宝不可少的初期关键营养

- **怀孕周数：** 怀孕0～12周
- **体重变化：** 妈妈体重约增加1～2公斤
- **热量：** 每天需要的总热量与怀孕前相同，约1500～2000大卡，不需要额外增加热量。
- **饮食重点：** 从现在开始必须吃得更营养，比方说，多吃新鲜食物！如果你怀孕前偏爱可乐、高糖饮料、炸鸡这些高热量、低营养价值的食物，应该尽量避食，将食用频率降到最低啰！
- **营养需求：** 这是胚胎各个器官形成的重要时期，因此饮食上不追求热量的增加，而是要提供胚胎在发育上的各种营养需求，请检查自己是否已均衡地摄取六大类食物。

## 叶酸、复合维生素B、蛋白质孕期初期不可或缺的营养

从受孕起的前三个月是小宝宝细胞发育及组织生长的关键阶段，包括五官、脏腑、皮肤与神经系统都在这个阶段开始形成。假如你怀疑自己在受孕前可能做了些不恰当的事，例如抽烟、喝酒、服用药物……担心影响胎儿的健康，不必太紧张，如实告诉你的主治医师，让他为你排忧。

这个阶段妈妈的乳房会变得较丰满，也可能会感到容易疲倦、嗜睡，或是嗅觉、味觉出现极大变化，这些都是很正常的！稍微调整一下作息跟饮食，并请准爸爸帮忙分担，对此会有很大的帮助。

怀孕初期可多吃富含叶酸、复合维生素B、蛋白质的食物，选择清淡、低油脂的方式烹调餐点，可以缓和孕吐或消化系统的不适症状。食材的新鲜度也要特别留意，尤其

# 必须营养素&特别推荐食物

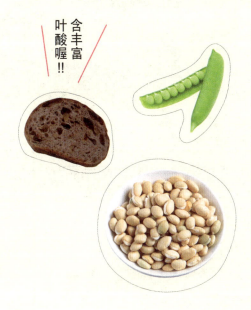

含丰富叶酸喔!!

## 必须营养 1：
### 有助神经系统发育的叶酸

科学家们一致认为，假如女性在怀孕至少一个月前、且于孕期的头三个月摄取足够的叶酸，可以预防胎儿先天性的神经病变的比例高达 2/3。

怀孕初期是摄取叶酸的关键期，因宝宝的细胞分裂及神经发育都会在这个阶段迅速发展。万一摄取不足容易造成神经管闭合不全，可能发生脊柱裂、无脑、脊髓膜膨出等状况。虽然神经管发生缺陷可能还有其他因素影响，但目前叶酸确实被认为是有助于胎儿神经管发育的重要营养。

一般而言，胎儿在受孕后的六周即已完成神经发育。因此孕妈咪们应提早从食物中获取，这可是没办法等到中后期再补回来的喔！

此外，由于胎儿是从母体来获得叶酸，若妈妈本身摄取不足也容易让自己发生巨球性贫血症。若无法从食物中摄取足够的叶酸，建议妈妈们可考虑服用叶酸片来补充。

### 摄取的主要来源
肝脏、酵母、全麦、谷类、绿叶蔬菜、干豆类、荚豆类，以及某些水果。

### 特性
1. 怕热且怕光、随着储存时间增长，营养效果会递减。
2. 存在于新鲜食物中，罐装的蔬果不含有叶酸。
3. 烹煮时易流失于水中，因此用少许油快速拌炒或煮汤是吸收叶酸最理想的方式。

不要接触生食、未经烹煮的食物，以免引发肠胃炎，甚至将有害的病菌直接感染给胎儿了。

至于茶或咖啡不一定要完全戒除，但应小心控制摄入的咖啡因含量。目前连锁饮品店家或瓶装咖啡大多已加注咖啡因含量的标示，只要稍加注意就能避免过量。

### 这个时期的孕妈咪必读！优质叶酸食物大集合

### 谷物类 含量最丰富 TOP 5

① 小麦胚芽
② 糙米
③ 黑麦片
④ 薏仁
⑤ 燕麦片

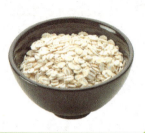

### 豆类 含量最丰富 TOP 5

① 黑豆
② 黄豆
③ 白凤豆
④ 米豆
⑤ 绿豆

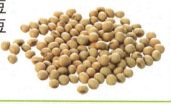

### 水果类 含量最丰富 TOP 3

① 榴莲
② 鳄梨
③ 龙眼干

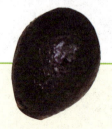

### 蔬菜类 含量最丰富 TOP 5

① 红苋菜　　④ 甘蓝芽菜
② 空心菜　　⑤ 芥蓝菜
③ 芦笋

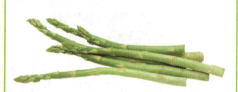

### 油脂坚果类 含量最丰富 TOP 5

① 带皮花生仁
② 芝麻酱
③ 葵瓜子
④ 松子仁
⑤ 黑芝麻

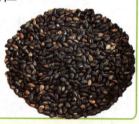

### 肉类 含量最丰富 TOP 3

① 鸭肉
② 牛肉
③ 鸡肉

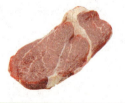

## 特别推荐高叶酸食谱

### 山药烩甜豆

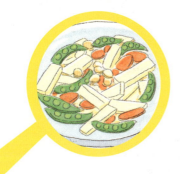

**材料**（1人份）
豌豆……………………60克
山药……………………30克
胡萝卜…………………10克
大蒜………………………1瓣

**调味料**
盐、鸡粉………………少许

**作法**
1. 山药削皮、洗净，切长方形片状；豌豆撕除老筋、洗净；胡萝卜、大蒜均切小片。
2. 锅中倒少许油爆香蒜片，放入胡萝卜炒软，加入豌豆、山药及少许水焖煮至熟，起锅前加调味料即可捞出盛盘。

### 洋菇拌炒西兰花

**材料**（2人份）
西兰花………………200克
洋菇………………………3朵
大蒜………………………1瓣

**调味料**
盐………………………少许

**作法**
1. 洋菇洗净，大蒜去皮，均切片；西兰花去除粗茎，洗净，切小朵。
2. 锅中倒少许油烧热，爆香蒜片，放入西兰花及少许水拌炒，加锅盖焖煮约1分钟。
3. 加入洋菇片快炒数下，起锅前加盐调味即可。

### 红枣枸杞鸭肉汤

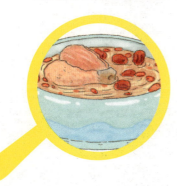

**材料**（2人份）
鸭腿………………………1支
枸杞……………………1小匙
红枣………………………3个

**调味料**
米酒……………………1小匙
盐………………………少许

**作法**
1. 鸭腿切块，入滚水汆烫，捞起、冲净杂质。枸杞洗净，加水泡软，沥干。红枣洗净，表面一一划开一刀。
2. 锅中放入鸭腿及红枣，倒水没过材料约3厘米，煮至开关跳起，起锅前放入枸杞及调味料即完成。

## 麻酱芦笋

**材料**（2人份）
芦笋 .................................................. 10 根
熟白芝麻 ............................................ 少许

**调味料**
芝麻酱 ................................................ 1 小匙
和风酱油 .......................................... 1/2 小匙
冷开水 ................................................ 少许

**作法**
1. 芦笋洗净,削除老皮,切小段,放入滚水烫熟,捞起、泡入冰开水,沥干,排入盘中备用。
2. 所有调味料调匀,淋在芦笋上,撒上白芝麻即可。

## 蒜拌空心菜

**材料**（2~3人份）
空心菜 ............................................... 300 克
大蒜 .................................................... 2 瓣

**调味料**
酱油 .................................................... 1 小匙
香油、盐 ............................................ 少许

**作法**
1. 空心菜切除根部、洗净,切小段,菜梗与菜叶分开。
2. 大蒜去皮,切末,加入所有调味料搅拌均匀成酱料。
3. 锅中倒半锅水煮滚,加少许盐及油,放入空心菜梗煮 1 分钟,再加入嫩叶煮滚 40 秒。
4. 空心菜捞起,沥干水分,最后加入酱料混合均匀即可。

## 玉米燕麦饭

**材料**（1人份）
新鲜玉米粒 ........................................ 1 大匙
燕麦 .................................................... 10 克
白米 .................................................... 20 克

**作法**
1. 燕麦洗净,泡水 30 分钟;白米与玉米粒均洗净。
2. 全部材料入锅,加入米量 1.2 倍的水,煮至开关跳起即可。

## 五豆饭

**材料**（2~3人份）
绿豆、红豆、黄豆、白凤豆、黑豆各少许
白米 .................................................... 1 杯

**作法**
1. 全部材料洗净,红豆、黄豆、黑豆、白凤豆加水浸泡 6~8 小时;绿豆洗净,加水浸泡 30 分钟。
2. 白米淘洗干净,加水浸泡 15 分钟,加入沥干的豆类,入锅煮熟即可。

# 豆浆麦片粥

**材料**（1人份）

豆浆.................................. 250c.c.
黑麦片.............................. 2大匙

**作法**

黑麦片洗净,与豆浆均放入锅中以小火慢慢加热,边煮边搅拌至浓稠即可。

## 必须营养2:
## 增进红血球生成的维生素E

维生素E又被称为"生育醇",由此可见它对于生殖系统的重要性。有研究显示,男性服用维生素E有助于提升精子的质量、数量及活动力,对曾发生早产、流产或有更年期障碍的女性,也有改善效果。而孕妈咪若有缺乏维生素问题时将导致胚胎退化,因此妇女在妊娠期的对其需求量会有所增加,以用来确保胎儿能健康生长。

此外,它具有抗氧化的能力,能保护细胞不受伤害,因此也能对孕妇红血球上的脂肪膜形成防护,并促进红血球的生成、避免红血球的破裂。妈妈摄取足够的维生素E,不但可预防早产、流产,也可避免新生儿产生贫血及脑部受损的现象。

### 摄取的主要来源

最佳来源是小麦胚芽、橄榄油、各式坚果、玉米和黄豆,绿色蔬菜(如菠菜),以及植物油中也都富含维生素E。从牛奶、蛋、肉类、糙米、全麦、未精制的谷类制品中也能获得。

### 特性

1. 维生素E虽可耐热,但如果是含有维生素E的天然食物采取油炸方式,过高的温度仍然会破坏它的营养价值。
2. 植物油里有丰富的含量,低温烹调才能有效摄取,例如用来制作凉拌菜,或用低温油水方式快炒食用。
3. 经接触空气、冷冻储存后,其营养成分会受到损坏。

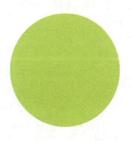
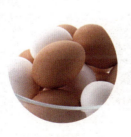
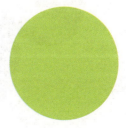

### 谷物类 含量最丰富 TOP 5
① 小麦胚芽
② 小麦
③ 燕麦
④ 大麦
⑤ 高纤米

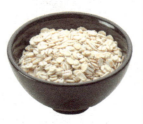

### 这个时期的孕妈咪必读！
### 优质维生素 E 大集合

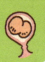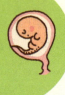

### 蔬菜类 含量最丰富 TOP 5
① 豌豆苗
② 甜椒
③ 有机小白菜
④ 青葱
⑤ 白皮苦瓜

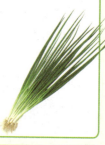

### 豆类 含量最丰富 TOP 5
① 黄豆（黄豆粉）
② 黑豆
③ 白凤豆
④ 绿豆
⑤ 毛豆

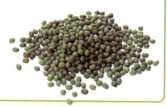

### 鱼贝类 含量最丰富 TOP 5
① 香鱼
② 红鲟
③ 切片鲑鱼
④ 火焰虾
⑤ 鲷鱼下巴

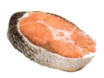

### 水果类 含量最丰富 TOP 5
① 圣女果
② 芒果
③ 奇异果
④ 金橘
⑤ 榴莲

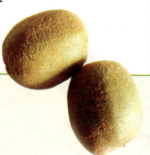

### 坚果及种子油脂类 含量最丰富 TOP 5
① 茶油（其他植物油也很好）
② 葵瓜子
③ 杏仁片
④ 松子仁
⑤ 花生仁

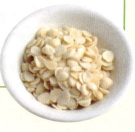

### 特别推荐高维生素 E 食谱

## 坚果豆浆

**材料**（4～5 人份）
- 黄豆 ............................................ 2/3 杯
- 糙米 ............................................ 1/3 杯
- 坚果 ............................................ 2 大匙

**调味料**
- 冰糖 ............................................ 适量

**作法**
1. 黄豆、糙米洗净，浸泡 4 小时以上，再次洗净、沥干水分。
2. 全部材料倒入果汁机加 1600c.c. 水搅打成浆，再倒入锅中以中小火煮沸，转小火煮 10 分钟，加入冰糖煮至融化即可。

## 香酥核桃饭

**材料**（2 人份）
- 糙米 ............................................ 1 杯
- 核桃 ............................................ 15 克

**作法**
1. 糙米洗净，泡水 4～6 小时，沥干。
2. 加入 1 杯半水量，撒上核桃，煮至开关跳起即可。

## 胚芽牛奶

**材料**（1 人份）
- 小麦胚芽粉 .................................... 1 小匙
- 鲜奶 ............................................ 250c.c.

**调味料**
- 蜂蜜 ............................................ 少许

**作法**
所有材料放入杯中搅拌均匀即可。

---

### 必须营养 3：锌，攸关宝宝的大脑发展

怀孕期间锌若摄取不足，严重者会造成胎儿畸形或宝宝将来发育迟缓、生殖功能受损。而锌对胎儿大脑组织的发育也有关键性的影响，美国医学研究即发现：出生时体重较轻、头围小或智能方面有缺陷的新生儿，其母亲在孕期都未能摄取充分的锌。比起平日的饮食，孕妈咪在孕期中每天应增加 3 毫克的锌，相当于一颗水煮蛋（蛋黄）或 20 克的小麦胚芽。

#### 摄取的主要来源

动物肝脏、瘦肉、蛋类、禽肉、海产食物均富含锌，且吸收率及可利用率较高。全麦食物、燕麦、奶类、坚果、豆类及豆制品也是理想补充来源。

#### 特性

1. 经常与蛋白质共存于食物中，因此一般蛋白质含量越高的食物所含的锌含量也高。
2. 谷类中所含的锌多存在于外皮，因此谷物若经精制易大量流失锌。因此糙米的锌含量多于白米。
3. 一般动物性蛋白食物中可增加锌的吸收率，植物性食物中的单宁、草酸则会干扰锌的吸收。

### 这个时期的孕妈咪必读！
### 优质含锌食物大集合

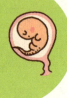

#### 淀粉类 优质含锌食物 TOP 2
① 芋头
② 山药

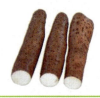

#### 鱼贝类 优质含锌食物 TOP 5
① 蚵仔
② 小鱼干
③ 淡菜
④ 丁香鱼
⑤ 文蛤

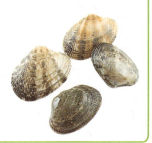

#### 豆类 优质含锌食物 TOP 4
① 黄豆（粉）
② 米豆
③ 青仁黑豆（粉）
④ 红豆

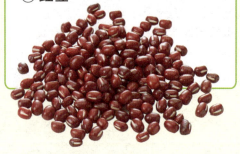

#### 肉类 含量最丰富 TOP 5
① 猪前蹄
② 牛后腿腱子心
③ 去骨牛小排
④ 猪肩胛排
⑤ 羊肉

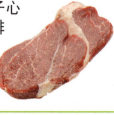

#### 蔬菜类 优质含锌食物 TOP 5
① 葱
② 干百合
③ 台湾山苏花
④ 绿竹笋
⑤ 黑叶白菜

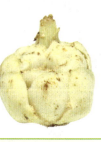

#### 坚果及种子油脂类 优质含锌食物 TOP 5
① 白芝麻
② 南瓜子
③ 葵瓜子
④ 松子仁
⑤ 腰果

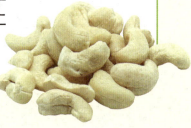

怀孕初期 1～3 个月关键饮食实践版 Part 2

**特别推荐高锌食谱**

## 香葱茶油肉丝面

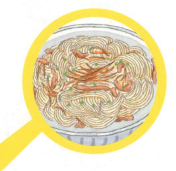

**材料**（2 人份）
挂面 ... 2 束（约 150 克）
猪肉丝 ..................... 60 克
胡萝卜 ..................... 15 克
葱 .............................. 2 棵
苦茶油 ..................... 2 大匙

**调味料**
盐 .............................. 少许

**作法**
1. 胡萝卜去皮，切丝；葱洗净切末备用。
2. 锅中加水煮至滚沸，分别放入胡萝卜丝及挂面汆烫，捞出、沥干备用。
3. 锅中倒入苦茶油，以小火炒香葱末及胡萝卜，放入肉丝炒熟，加入挂面及少许水拌炒，起锅前加盐调味即可。

## 萝卜豆皮味噌汤

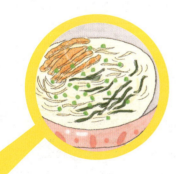

**材料**（4 人份）
新鲜嫩豆皮 ............. 1 片
白萝卜 .................. 150 克
干昆布 ...... 1 小段约 5 克
葱 .............................. 1 棵

**调味料**
味噌酱 ..................... 2 大匙
酱油、味淋 ...... 各 1 小匙

**作法**
1. 嫩豆皮洗净，擦干水分，放入油锅中煎至两面金黄，盛出，切成细条状。
2. 白萝卜洗净，去皮，刨丝。干昆布用纸巾略微擦拭，用剪刀剪成丝状。
3. 葱洗净，切末。调味料加少许水调匀备用。锅中倒水适量煮滚，加入白萝卜丝及昆布以中小火滚熟，起锅前加调味料及葱末，熄火，撒上豆皮即可。

## 红烧鱼下巴

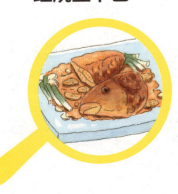

**材料**（2～3 人份）
鲷鱼下巴 ................. 2 片
葱 .............................. 2 棵
大蒜 .......................... 3 瓣
姜 .............................. 1 小片
红辣椒 ..................... 适量

**调味料**
酱油 ..................... 1.5 大匙
蚝油 .......................... 1 小匙
糖、香油 ................. 少许

**作法**
1. 所有材料洗净，葱切段，姜切片，大蒜及红辣椒均切小片。
2. 锅中倒少许油，放入鱼下巴将两面略煎，盛起。
3. 原锅放入蒜片及葱段、姜片炒香，加入所有调味料及半杯水煮滚，放入作法 2 的鱼下巴，以中小火焖煮至汤汁略收、入味即可。

073

## 海鲜清汤

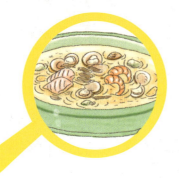

**材料**（2人份）
新鲜鱼肉 .................. 60 克
虾仁 .......................... 30 克
蛤蜊、牡蛎 ........... 各 6 颗
洋葱 .......................... 50 克
姜 .............................. 1 片
昆布 .......................... 1 小片
柴鱼 .......................... 1/2 小匙
**调味料**
盐 .............................. 少许

**作法**
1. 鱼肉洗净，切斜片。蛤蜊泡水吐沙、洗净。虾仁挑除肠泥；洋葱切末。
2. 昆布表面略擦拭干净，入锅加水 500c.c. 煮滚，捞去昆布，加入柴鱼后熄火，滤除柴鱼即成高汤。
3. 锅中倒少许油，爆香洋葱末及姜片，放入高汤煮滚，依序加所有海鲜材料煮至鱼肉熟透、蛤蜊全开，最后加调味料即可。

## 香煎鸡里肌肉佐杏鲍菇

**材料**（1人份）
鸡里脊肉 .................. 40 克
杏鲍菇 ...................... 1 棵
红、黄椒 ............... 各 20 克
大蒜 .......................... 1 瓣
炒熟白芝麻 .............. 少许
**调味料**
A 料：咖喱粉、盐 ... 少许
米酒 .......................... 1 小匙
B 料：橄榄油 .......... 2 小匙

**作法**
1. 蔬菜洗净，杏鲍菇切薄片，红椒、黄椒切斜片，大蒜去皮、切碎。
2. 鸡里脊肉洗净，放入碗中加蒜末及A料腌20分钟。
3. 橄榄油入热锅中，放入鸡里脊及蔬菜，鸡里脊煎至两面金黄，杏鲍菇及红黄椒煎至表面略干微焦，上桌前撒入白芝麻即可。

## 洋葱肉片盖饭

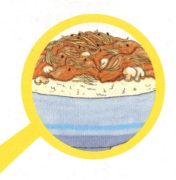

**材料**（2人份）
白饭 .......................... 2 碗
牛肉片 ...................... 100 克
洋葱 .......................... 1/2 颗
洋菇 .......................... 6 朵
熟黑白芝麻 .............. 少许
**调味料**
日式酱油 .................. 1 大匙
味淋 .......................... 1 小匙
盐 .............................. 少许

**作法**
1. 洋葱切丝，洋菇洗净，切小片。
2. 锅中倒少许油烧热，放入洋葱丝炒香，加入调味料及适量水煮滚，加牛肉片翻炒均匀，最后放入洋菇煮至略收汁。
3. 将煮好的洋葱肉片淋在白饭上，撒上芝麻即可。

## 红豆饭

**材料**（4~5人份）
红豆 .................................. 1/2 杯
糯米 .................................. 1 杯
白米 .................................. 1 杯

**作法**
1. 红豆洗净，泡水6~8小时，沥干，再加2杯水煮至半熟，红豆及红豆水分开备用。
2. 糯米及白米洗净，沥干，加入2杯红豆水（不足2杯，可用水补足），均匀铺上红豆煮成米饭即可。

## 蛤蜊烩芦笋

**材料**（3人份）
芦笋 .......................... 1 把（约250克）
蛤蜊 .................................. 20 颗
枸杞 .................................. 1 小匙
大蒜 .................................. 1 瓣
姜 ..................................... 1 片
淀粉水 ................................ 1 小匙

**调味料**
米酒 .................................. 1 小匙
盐 ..................................... 少许

**作法**
1. 芦笋洗净，削除老皮，切斜段。蛤蜊泡水吐沙，枸杞加水泡软，大蒜去皮，与姜均切末。
2. 锅中倒少许油，爆香姜、蒜，放入芦笋略炒一下，加水1/4杯煮滚。
3. 加入蛤蜊、枸杞煮至蛤蜊开口，加入调味料及淀粉水勾芡即可。

## 西芹炒百合

**材料**（2人份）
西芹 .................................. 150 克
新鲜百合 .............................. 50 克
红辣椒 ................................ 1/3 根
大蒜 .................................. 1 瓣
淀粉水 ................................ 1 小匙

**调味料**
盐、胡椒粉 ............................ 少许

**作法**
1. 西洋芹洗净，削除表皮粗丝，切菱形块。百合洗净，红辣椒去籽、洗净，大蒜去皮，切小片备用。
2. 西洋芹、百合均以滚水汆烫。锅中倒少许油，爆香蒜片及辣椒，放入西芹、百合、少许水及调味料快速翻炒均匀，起锅前加淀粉水勾薄芡即可。

## 必须营养4：
## 有助减轻孕吐的维生素 $B_6$

维生素 $B_6$ 身为复合维生素中的一员主要作为人体的酵素辅酶。举凡胺基酸的代谢、利用，血红素的正常合成都少不了维生素 $B_6$ 的参与。充足的摄取可避免孕妈咪发生贫血，同时维护妈妈和宝宝俩人神经系统方面的健康。

此外，很多怀孕期间产生的不适症状，例如恶心、呕吐、头痛、抽筋等都跟缺乏维生素 $B_6$ 有相关性。

不过根据研究调查指出，中国人的饮食中维生素 $B_6$ 食物来源主要还是以猪肉类为多，其他种类则偏低。建议妈妈在选择时，多元地从各类食物中获得会更均衡。

### 摄取的主要来源

一般而言，动物性食品是含量丰富的饮食来源，如动物肝肾、猪肉、鸡肉、鱼类、蛋。然而，全谷根茎类、豆类与坚果或是绿叶蔬菜也有不错的含量。

### 特性

1. 为水溶性的维生素，因此不易留存在人体中，需每天摄取，摄取过多时也会由尿液排出。
2. 过度烹煮或经加工、罐头制成的食品都会减损维生素 $B_6$ 的含量，因此提醒孕妈咪还是多吃天然食物最能获得丰富的营养价值。

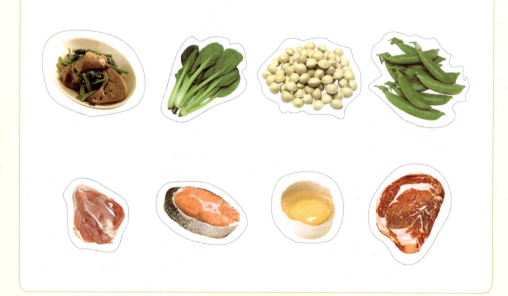

# 怀孕初期 1～3 个月关键饮食实践版 Part 2

这个时期的孕妈咪必读！
**优质维生素 $B_6$ 大集合**

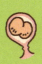

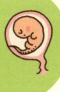

### 谷物类 优质维生素 $B_6$ 食物 TOP 5

① 糙米麸
② 胚芽米
③ 荞麦
④ 黑麦片
⑤ 小米

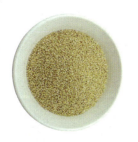

### 豆类 优质维生素 $B_6$ 食物 TOP 5

① 烘烤黑豆
② 白凤豆
③ 黄豆
④ 豆腐皮
⑤ 花豆

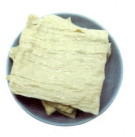

### 鱼贝类 优质维生素 $B_6$ 食物 TOP 3

① 鲑鱼中段切片
② 旗鱼切片
③ 虱目鱼

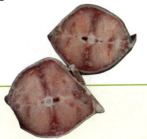

### 肉类 优质维生素 $B_6$ 食物 TOP 5

① 土鸡肉
② 猪耳
③ 腓力牛排
④ 鸡胸肉
⑤ 猪大里脊

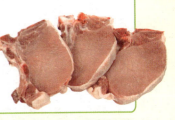

### 坚果及种子类 优质维生素 $B_6$ 食物 TOP 4

① 爱玉子
② 花生粉
③ 葵瓜子
④ 坚果

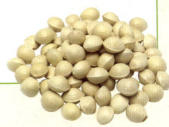

特别推荐高 $B_6$ 食谱

## 西红柿炒鸡丁卷心菜

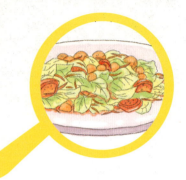

**材料**（2人份）
西红柿 .................. 1 颗
卷心菜 ................. 250 克
胡萝卜 .................. 40 克
鸡里脊肉 ............... 80 克
大蒜 ..................... 1 瓣

**调味料**
盐、糖 .................. 少许

**作法**
1. 卷心菜剥开叶片、洗净，切大片状；胡萝卜、大蒜去皮，均切薄片；西红柿洗净，切块；鸡肉切丁，入滚水汆烫、捞起沥干。
2. 锅中加少许油，放入蒜片及胡萝卜炒香，接着放入西红柿炒软，加入卷心菜及鸡肉拌炒至熟软，再加调味料炒匀即可。

## 什锦荞麦炒面

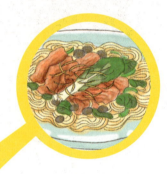

**材料**（1人份）
火锅肉片 ............. 5～6 片
青江菜 .................. 2 棵
豆腐皮 .................. 1 片
洋葱、鸿禧菇 ...... 各 20 克
葱 ........................ 1 棵
荞麦面条 ............... 60 克

**调味料**
A 料：
酱油、姜汁、淀粉 ... 少许
B 料：
蚝油、酱油 ...... 各 2 小匙
糖 .................... 1/2 小匙
白胡椒粉、芝麻香油少许

**作法**
1. 所有蔬菜材料洗净，肉片加 A 料拌匀，腌渍 15 分钟，葱、洋葱、青江菜均切条状。
2. 荞麦面条放入滚水中煮熟，捞出、冲凉。豆腐皮入锅加少许油煎至两面金黄，盛起，切条状。
3. 锅中倒少许油，炒香葱及洋葱，依序放入肉片及所有蔬菜配料拌炒，加入 B 料、少许水及荞麦面条炒匀，最后加煎好的豆腐皮略拌数下即可。

## 鲑鱼胚芽饭

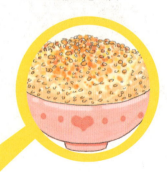

**材料**（2人份）
鲑鱼 ................... 1/2 片
胚芽饭 .................. 2 碗
鸡蛋 ..................... 1 个
白芝麻 ............... 1/2 大匙
柠檬 ................... 1 小块

**调味料**
三岛香松 .............. 适量

**作法**
1. 鲑鱼洗净，擦干水分，入锅煎熟，取鱼肉捣碎，挤入少许柠檬汁拌匀。
2. 鸡蛋打匀，慢慢淋入油锅中以小火炒成松散的碎末状，熄火，倒入胚芽饭及调味料拌匀，再加入鲑鱼末及白芝麻轻轻搅拌即可盛出。

## 必须营养5：
## 健全胎儿神经系统的维生素 $B_{12}$

维生素 $B_{12}$ 直接影响人体必须胺基酸的生成，也能维持正常的 DNA 合成，并制造红血球，碳水化合物、脂肪、蛋白质、荷尔蒙的代谢也都需要它。与维生素 $B_6$ 一样，都是维护神经组织机能不可或缺的营养。而孕妈咪所摄取的叶酸要能发挥作用也必须要有维生素 $B_{12}$ 来帮忙。

维生素 $B_{12}$ 多存在于动物性食物中，几乎很少在植物性食品中出现。因此长期吃全素、没有额外补充的人会有缺乏的问题。如果你是纯素食妈妈，强调营养强化的早餐谷片是不错的维生素 $B_{12}$ 来源。生产后也打算以母乳喂养宝宝，那么就要特别注意孩子将来的营养与健康了。

但若是吃奶蛋素的妈妈从奶制品与蛋类中也可获得，可适度防止发生缺乏症状。

若缺乏会造成恶性贫血现象，出现神经性并发症，如下肢体端刺痛、方位感改变、行动步伐失调，影响注意力与记忆力，也会产生肠胃道并发症，如食欲变差、胀气、便秘等。

### 摄取的主要来源

肉类、动物肝肾最丰富，各式海鲜、鲭鱼、柴鱼片、蛋类、乳品也含有维生素 $B_{12}$，紫菜、裙带菜相对含量较少。

### 特性

1. 维生素 $B_{12}$ 必须搭配维生素 $B_6$ 才能被有效吸收。
2. 虽然属于水溶性的维生素，但能储存在人体的肝脏与脂肪组织里，较不易随汗水或尿液代谢排除。

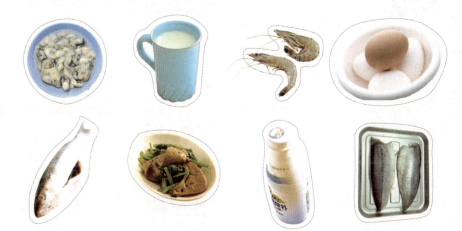

## 这个时期的孕妈咪必读！
## 优质维生素 B₁₂ 食物大集合

### 藻类 优质维生素 B₁₂ 食物 TOP 3
① 紫菜
② 干裙带菜
③ 海带梗

### 鱼贝类 优质维生素 B₁₂ 食物 TOP 5
① 台湾蚬　② 九孔
③ 文蛤　　④ 柴鱼片
⑤ 烤鲭鱼

### 肉类 优质维生素 B₁₂ 食物 TOP 5
① 猪肝
② 牛小排
③ 牛肋条
④ 土番鸭
⑤ 牛肉火锅肉片

---

**超推荐～高 B₁₂ 菜单**

## 鲜味蚬汤

**材料**（2人份）
蚬仔……………………………300 克
姜………………………………1 小块

**调味料**
米酒……………………………1 大匙
盐………………………………少许

**作法**
1. 姜切丝；蚬仔泡水吐砂、洗净。
2. 锅中加水 2 杯煮滚，放入姜丝、蚬仔及米酒煮至蚬壳打开，起锅前加盐调味即可。

## 酱烧牛小排

**材料**（2人份）
牛小排肉片……………………200 克
大蒜……………………………1 瓣

**调味料**
日式柴鱼酱油…………………1/2 大匙
味淋……………………………1 小匙

**作法**
1. 大蒜去皮，切片。
2. 牛肉片放入锅中以中火略煎出油脂，翻面再煎，加入蒜片及调味料烧煮入味即可。

## 必须营养6：
## 避免宝宝生长迟缓的碘

假如女性在怀孕期间缺乏碘会引发妈妈甲状腺功能低下，致命腹中胎儿可能产生先天性异常、流产或早产的风险；新生宝宝则可能有生长迟缓、大脑及神经发育方面的障碍，甚至增加婴儿的死亡率。

成年女性每天应摄取碘140微克，等到了怀孕、哺乳期两个重要阶段对碘的需求则会增加到200微克。这是因为除了要满足胎儿发育所需，孕妈咪本身从尿液中排出的碘也会比较多。

要摄取到足量的碘，吃含碘量较多的食物是一种方式，平常饭食中改为使用添加碘的"碘盐"（一般包装盐均有注明，采买前看清楚标示），也能额外补充碘量。天然海盐、玫瑰盐等无添加是首选。

不过假如孕妈咪已经有甲状腺机能亢进、甲状腺炎及甲状腺肿瘤等问题，含碘量较多的食物及含碘食盐就必须要有节制地食用了。另外，少数有先天遗传免疫体质的孕妇在长期缺碘的情况下若一时间摄取较多的碘也容易引发甲状腺功能异常或肿大，可向医师咨询并按照医嘱食用。

### 摄取的主要来源

海苔、海带、紫菜、裙带菜等海藻食物含碘量最为丰富，海产甲壳及贝类、海鱼、碘盐及乳品中也有。但应避免天天大量食用羊栖菜（海草茎），此海藻含有大量的无机砷，会增加癌症发生率。

### 特性

1. 碘经过烹煮后易溶于水中，采蒸或少油水的烹炒方式，或是煮成汤品，可摄取到较多的碘。
2. 碘容易受到外界潮湿、受热、阳光照射的因素流失，因此碘盐应加盖密封有色容器内并置于干燥阴凉处，且最好在上菜前再加入碘盐调味。

> 特别推荐高碘食谱

## 海带结烧肉

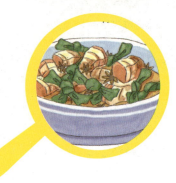

**材料**（2人份）

海带结 ............... 150 克
猪五花肉 ............... 60 克
八角 ..................... 1 个
姜 ..................... 1 小块

**调味料**

糖 ................... 1/2 小匙
米酒 ................... 1 大匙
酱油 ................... 1/4 杯

**作法**

1. 海带结洗净，五花肉洗净，切块，八角及姜洗净备用。
2. 海带结及五花肉分别放入滚水汆烫，捞出、沥干。
3. 锅中倒少许油烧热，爆香姜及八角，放入酱油及糖煮沸，加入猪肉、海带结翻炒至均匀上色，再加入米酒及 1/4 杯水烧煮至汤汁浓稠即可。

## 海菜煎蛋

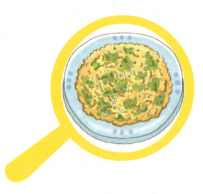

**材料**（2人份）

澎湖海菜 ............... 50 克
银鱼 ................ 1/2 大匙
胡萝卜 ................. 2 小片
葱 ..................... 1 支
鸡蛋 ................... 3 颗

**调味料**

盐、白胡椒粉 ......... 少许

**作法**

1. 胡萝卜去皮，切丝；葱切末；银鱼、海菜漂洗干净、沥干；鸡蛋打散，加入调味料搅拌均匀。
2. 锅中加少许油炒香葱末及胡萝卜丝，加入银鱼及海菜炒软，盛起。
3. 作法 2 倒入蛋液中搅拌均匀，再倒回锅中煎至两面金黄、熟透即可。

Part 2 怀孕初期 1～3 个月关键饮食实践版

初期安心养胎饮食——
## 一天的食谱推荐 Day ❶

### 毛豆蔬菜蛋饼

**材料**（1 人份）
鸡蛋 .................................................. 1 个
毛豆 .............................................. 1 大匙
卷心菜 ............................................. 20 克
低筋面粉 ........................................ 2 大匙

**调味料**
盐、白胡椒粉 .................................... 适量

**作法**
1. 鸡蛋打入碗中，加入调味料、低筋面粉及适量水，搅拌成浓稠的面糊。
2. 卷心菜洗净，切丝，与毛豆分别放入滚水烫熟，捞起、沥干。
3. 锅中倒少许油润锅，倒入作法 1 面糊，放入作法 2 所有材料，煎至面糊熟透即可。

### 奇异果酸奶

**材料**（1 人份）
奇异果 .............................................. 1 颗
酸奶 ........................................... 250c.c.

**作法**
奇异果去皮，切小块，部分与酸奶均放入果汁机搅打均匀即可。再将其余的奇异果块放入果汁中增加果粒口感。

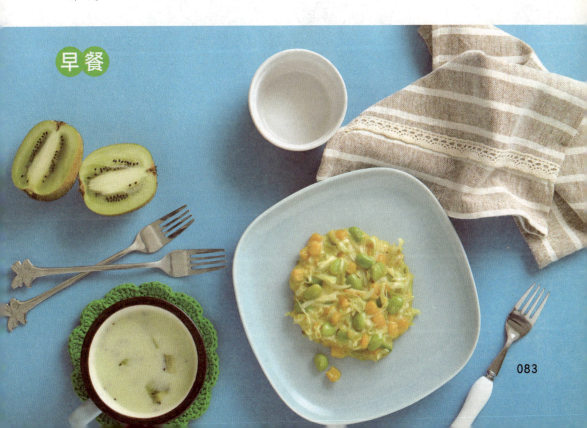

早餐

083

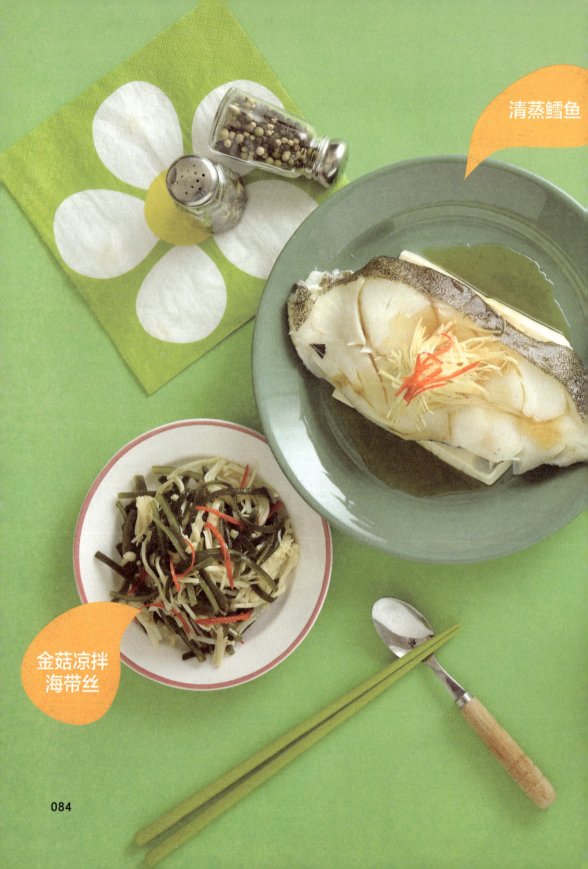

清蒸鳕鱼

金菇凉拌海带丝

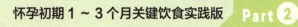

怀孕初期 1～3 个月关键饮食实践版　Part 2

午餐

菠萝苦瓜鸡汤

胡萝卜燕麦饭

## 金菇凉拌海带丝

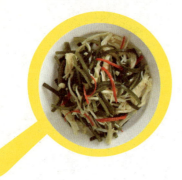

**材料**（2人份）
金针菇 ............... 80克
海带丝 ............... 100克
大蒜 ................... 1瓣
姜丝、辣椒丝 ...... 各少许

**调味料**
酱油 ................. 1/2小匙
醋 ..................... 1/4小匙
盐、糖、香油 ......... 少许

**作法**
1. 金针菇去蒂、洗净，放入滚水中氽烫1分钟。海带丝切小段，入滚水煮熟。
2. 以上均捞入冷开水泡凉，沥干，盛入大碗备用。
3. 大蒜去皮切末，加入调味料及姜丝、辣椒丝拌匀，淋在作法2上，入冰箱冷藏30分钟以上至入味即可。

## 清蒸鳕鱼

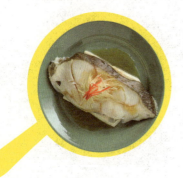

**材料**（2人份）
鳕鱼 ..................... 1片
豆腐 ................... 1/2块
姜 ........................ 2片
红辣椒 ................. 少许

**调味料**
米酒 ..................... 1大匙
盐、白胡椒粉 ......... 少许

**作法**
1. 鳕鱼洗净，加入调味料涂抹均匀、腌15分钟。红辣椒去籽，与姜均切丝。
2. 豆腐切小块，铺入盘中，加入鳕鱼，铺上红辣椒及姜丝，放入蒸锅以中大火蒸熟即可。

## 菠萝苦瓜鸡汤

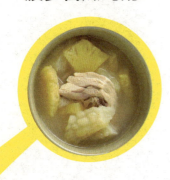

**材料**（2~3人份）
鸡腿 ..................... 1支
苦瓜 ................... 1/2条
腌渍菠萝 ............ 2~3片

**调味料**
糖 ........................ 少许

**作法**
1. 鸡腿切块，放入滚水氽烫，捞起、冲洗干净。苦瓜刷洗干净，去籽、切成大块。
2. 鸡肉、苦瓜及腌渍菠萝放入锅中，加水没过食材约5厘米煮滚。
3. 转小火煮至鸡肉熟透，最后加糖略做调味即可。

## 胡萝卜燕麦饭

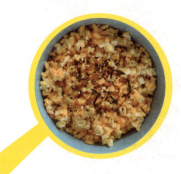

**材料**（2人份）
胡萝卜 .................. 40克
燕麦粒 .................. 1杯
海苔香松 ............... 适量

**作法**
1. 胡萝卜去皮，切片，入油锅略炒至锅中油呈红黄色，放入果汁机加1杯水打成汁。
2. 燕麦粒洗净、沥干，放入电饭锅，加入胡萝卜汁，煮至开关跳起、略焖10分钟即可，食用前可撒少许海苔香松增香。

## 点心

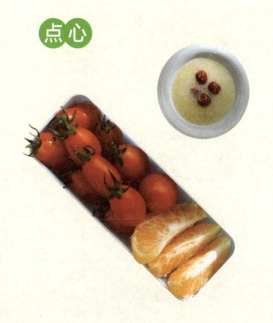

## 木耳红枣汤 & 水果

**材料**（1人份）
白木耳 .................................. 1/2朵
红枣 ........................................ 4个
圣女果 ............................. 8～10颗
橘子 ........................................ 1个

**调味料**
冰糖 ...................................... 适量

**作法**
1. 白木耳加水泡软，剪除硬蒂，撕成小朵，加适量水煮软，放入果汁机搅打成泥状。
2. 红枣洗净，表面划一刀，与白木耳泥一起放入大碗，入电饭锅外锅加一杯水煮至开关跳起，起锅前加冰糖调味即可。搭配西红柿、橘子一起吃营养更均衡！

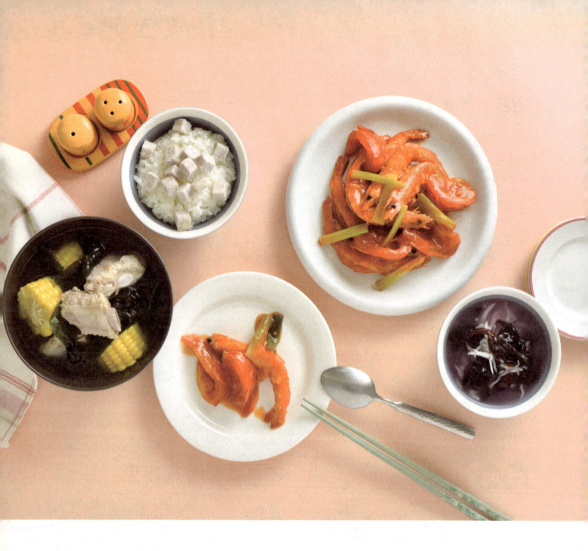

## 芋香饭

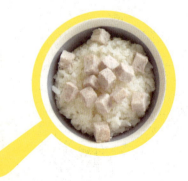

**材料**(2人份)
白米...................... 1 杯
芋头...................... 60 克

**作法**
1. 芋头去皮,切小块;白米洗净,沥干水分备用。
2. 芋头、白米放入内锅,加水 1 杯煮至开关跳起,再焖 20 分钟即可。

## 茄汁虾

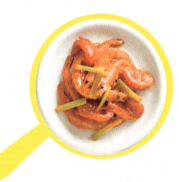

**材料**（2人份）
鲜虾..................10只
西红柿................1个
葱....................1棵
姜....................1片

**调味料**
西红柿酱..............30克
酱油..................10c.c.
糖....................10克
盐....................少许
醋....................5c.c.
水....................50 c.c.

**作法**
1. 虾洗净挑除肠泥，放入滚水略烫，捞出。
2. 西红柿洗净、切小块，葱切小段，调味料拌匀成酱汁备用。
3. 锅中加少许油，炒香姜片及葱段，接着炒西红柿至香味逸出，加入酱汁及烫好的虾以小火煮至入味收汁即可。

## 烩小鱼红苋菜

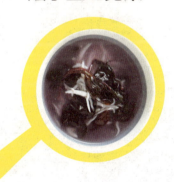

**材料**（2人份）
银鱼..................30克
红苋菜................200克
大蒜..................1瓣
淀粉水................适量

**调味料**
盐....................1/2 小匙
米酒..................1 小匙
香油..................1 小匙

**作法**
1. 红苋菜洗净、切小段，大蒜去皮、切末，银鱼漂洗干净。
2. 锅中加少许油加热，放入银鱼及蒜末炒香，再加苋菜及少许水拌炒，加入所有调味料，起锅前以淀粉水勾薄芡即可。

## 玉米海带排骨汤

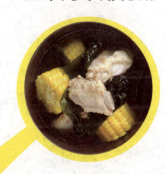

**材料**（2人份）
玉米..................150克
海带结................100克
排骨..................80克
姜....................2片

**调味料**
盐....................少许
米酒..................1/2 大匙

**作法**
1. 排骨洗净，氽烫、去除血水，捞起。玉米洗净，切块。海带结与姜片均洗净备用。
2. 全部材料与米酒放入炖锅中，加水300c.c.，电饭锅蒸煮至开关跳起，续焖20分钟，加盐调匀即可。

## 一天的食谱推荐 Day ❷

### 山药海菜银鱼粥

**材料**（1人份）

| | |
|---|---|
| 白饭 | 1/2 碗 |
| 山药 | 50 克 |
| 洋葱 | 30 克 |
| 姜 | 1 小片 |
| 海菜、银鱼 | 各 1 大匙 |
| 苹果 | 1 个 |

**调味料**

盐、白胡椒粉 ………………… 少许

**作法**

1. 山药、洋葱去皮，切丁；银鱼、海菜漂洗干净；姜切末。
2. 锅中放少许油炒香洋葱及姜末，放入所有材料及2杯水煮成粥，起锅前加调味料煮匀即可。可搭配苹果食用营养更均衡！

早餐

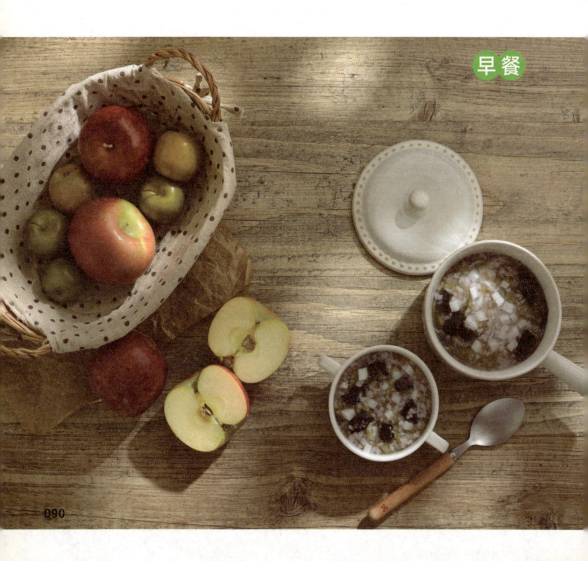

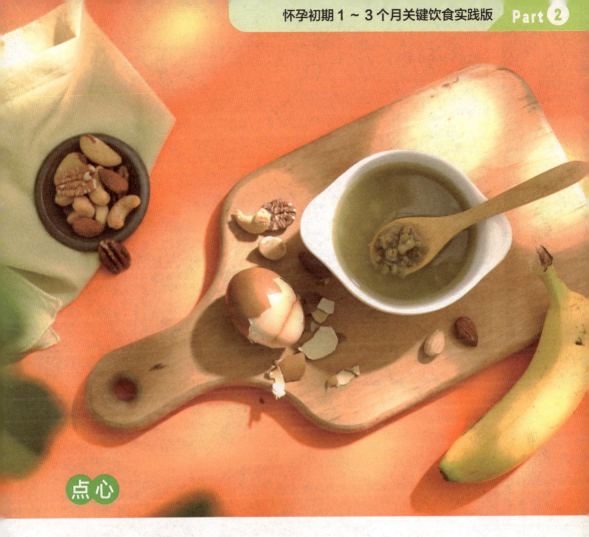

**点心**

## 茶叶蛋、绿豆汤、综合坚果

**材料**（1人份）
茶叶蛋 ............................................. 1 颗
市售绿豆汤 ..................................... 1 小碗
无调味综合坚果 ............................. 10 颗

**作法**
可于一天当中分次补充食用。

红酒炖牛肉

虾仁蒸蛋

怀孕初期 1～3 个月关键饮食实践版 Part 2

午餐

蒜茸西兰花

## 虾仁蒸蛋

**材料**（2人份）
虾仁 ............................................. 4 尾
鸡蛋 ............................................. 2 颗
毛豆 ............................................. 少许
水 ............................................. 200c.c.

**调味料**
味淋 ......................................... 1/2 小匙
柴鱼酱油 ................................. 1/4 小匙
盐 ............................................. 少许

**作法**
1. 虾仁去肠泥，洗净；毛豆洗净，入滚水煮熟，捞起、沥干。
2. 鸡蛋打入碗中，加水及所有调味料搅拌均匀，以筛网过筛倒入容器。
3. 搅拌好的蛋液放入蒸锅以中火蒸7～8分钟，再加入虾仁、毛豆续蒸2分钟，熄火焖1分钟即可。

## 红酒炖牛肉

**材料**（3～4人份）
牛腩条 ..................................... 500 克
胡萝卜块 ................................. 100 克
大蒜 ......................................... 1 瓣
洋葱 ......................................... 2 颗

**调味料**
红酒 ......................................... 50c.c.
黑胡椒粒 ................................. 1 小匙

**作法**
1. 胡萝卜入锅蒸至八分熟，大蒜去皮；洋葱切碎。
2. 牛腩条以铝箔纸包起，放入以200℃预热的烤箱中烤约20分钟，牛腩条切块，铝箔纸内的肉汁取350 c.c.备用。
3. 锅中倒少许油炒香洋葱碎及蒜仁，加入牛肉汁及调味料以小火炖煮约20分，过滤做成红酒酱汁。
4. 牛腩放入红酒酱汁中炖熟，续加胡萝卜煮软即可。

## 蒜茸西兰花

**材料**（2人份）
西兰花 ..................................... 250 克
大蒜 ......................................... 1 瓣

**调味料**
盐 ............................................. 少许

**作法**
1. 西兰花削除外表粗皮，切小朵；大蒜去皮，切小片。
2. 锅中倒少许油爆香蒜片，放入西兰花及少许水焖炒至熟，加盐调味即可。

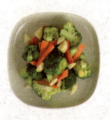

## 黄瓜鸡汤

**材料**（2人份）
黄瓜 ......................................... 1/3 条
鸡腿 ......................................... 1/2 支

**调味料**
盐 ............................................. 少许

**作法**
1. 黄瓜洗净，削皮、去籽，切块。鸡腿剁成一口大小，入滚水氽烫，捞出、冲洗干净。
2. 黄瓜及鸡腿肉放入锅内，倒水没过食材约3厘米，放入电饭锅煮至开关跳起，加盐调味即可。

怀孕初期 1～3 个月关键饮食实践版　Part 2

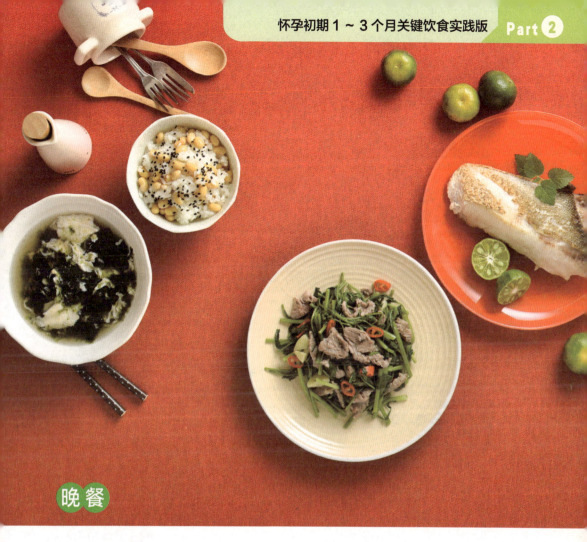

晚餐

## 黄豆芝麻饭

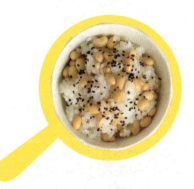

**材料**（2人份）
黄豆..................2大匙
白米..................1杯
熟黑芝麻..............少许

**作法**
1. 黄豆洗净，加水浸泡6～8小时。白米洗净，沥干水分，与黄豆均放入锅内，加1杯水。
2. 电饭锅煮至开关跳起再焖20分钟，起锅前撒黑芝麻即可。

## 鲕鱼带皮鱼排

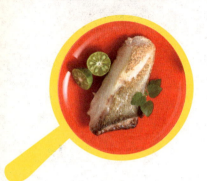

**材料**（2人份）
鲕鱼鱼片 .................. 1 片
**调味料**
盐 .......................... 少许

**作法**
1. 鲕鱼鱼片洗净，擦干水分，两面均匀撒盐。
2. 锅中抹少许油，放入鱼片以小火煎至两面金黄微焦即可。

## 空心菜炒牛肉

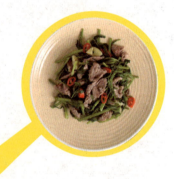

**材料**（1人份）
空心菜 .................. 50 克
牛肉 .................... 80 克
大蒜 ...................... 1 瓣
红辣椒 .................... 1 支
淀粉 ...................... 少许
**调味料**
米酒 ...................... 1 大匙
酱油、沙茶酱 ... 各 1 小匙
香油、糖、盐 ......... 少许

**作法**
1. 空心菜洗净，摘下菜叶，菜梗切小段。牛肉逆纹切丝。红辣椒去籽，与大蒜均切片。牛肉丝加入米酒、酱油、沙茶酱及淀粉抓腌。
2. 锅中加少许油，放入牛肉拌炒至五分熟，盛起，另放入蒜片爆香，加入空心菜梗翻炒。
3. 再加入空心菜叶及牛肉片快炒，起锅前加辣椒片及香油、糖、盐炒匀即可。

## 紫菜蛋花汤

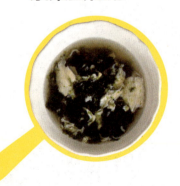

**材料**（2人份）
紫菜 ...................... 1 小片
鸡蛋 ...................... 1 颗
葱 .......................... 1 棵
**调味料**
香油、盐 ................. 少许

**作法**
1. 紫菜撕开、略洗干净；鸡蛋打入碗中搅拌成蛋汁；葱洗净、切末。
2. 锅中倒水 500c.c. 煮滚，加入紫菜再次煮滚，慢慢淋入蛋汁煮匀，最后撒上葱花、加调味料即可（紫菜亦可用海苔片替代、更方便，若选择已调味的盐味海苔，煮汤时请再斟酌调味）。

# 对症缓解——初期不适症状的对应饮食与对策

从这个阶段开始,生理和生活方式上的重大改变可能让你手忙脚乱。在心情既紧张、担忧又兴奋不已的同时,某些症状也许已悄悄来临。这些为了孕育宝宝而产生的变化因每个人的体质不同,每位妈妈不见得都会碰到。至于已有症状的孕妈咪且将心情放轻松点,以下信息有助你解开困惑、聪明应对。

## 1 孕吐不停,常感到恶心怎么办

孕吐、吃不下是初期最常见的不适症状,通常会发生在怀孕6周~12周左右,也有人会持续到妊娠三四个月,然后就会渐渐好转。大部分的孕妇会在早上起床时出现恶心甚至呕吐的症状,也有发生在其他日常时间或持续一整天的。

为避免妈妈因此而有体重不增反减的情形,这时候的饮食以"吃得下"为重点,只要是孕妈咪愿意吃的、有胃口的就尽量吃,这样才能供应胎儿足够的养分。不过等过一阵子、孕吐有改善之后就应恢复到均衡的饮食状态,慢慢把所需的营养补回来。

当孕吐次数频繁、呕吐较严重,例如一吃就吐时,要注意可能会发生脱水、电解质不平衡的问题。因此我们这时候不需再去限制液体食物的补充,汤汤水水可以多摄取。饮料的话也没关系,但最好少喝有添加物的饮品,特别是含有糖精与

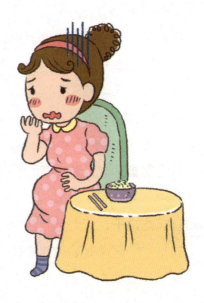

人工色素的饮料,对妈妈及宝宝都会造成伤害。

以下提供几个有助缓和孕吐的做法,由于每种方法应用在每位妈妈身上的效果都不同,所以只要是能够让自己获得舒缓的方式,我建议你都可以试试看!但要是因为孕吐而好几天都不能好好进食的话,就请赶快到医院就诊。

1. **少量多餐:** 避免空腹,并将每次饮食的分量减少、增加用餐次数,即使连喝水也都应小口小口地补充,避免反胃。吃完东西后不要马上平躺或坐下,最好稍微走动一下促进肠胃蠕动。
2. **饮食采取"干湿分离"式:** 即液体与固体食物分开食用,液体的摄取最好是在两餐之间。例如刚吃完饭不要马上喝汤,吃完苏打饼干后不要紧接着喝水。
3. **清淡饮食:** 尽量以高蛋白、含丰富糖类(碳水化合物)食物为主,既可舒缓孕吐,还能有利于补充胎中宝宝的营养。
4. **晨起吃饼干:** 因为孕吐经常发生在早上一起床时,因此妈妈们早晨醒来后可在床上先吃点糖类的固体食物,如一两片饼干、烤吐司等,有助减轻因空腹造成低血糖的晨吐症状,也能刺激食欲。
5. **补充维生素 $B_6$:** 维生素 $B_6$ 摄取不足的孕妇,其孕吐、恶心的状况会比较明显,但若要补充维生素 $B_6$ 来抑制恶心感,还是应由营养师或医师诊断后再开立、按医嘱服用较理想。

## 不良的饮食方式

1. 一般来说,油腻、辛辣或油炸、味道较浓郁的食物,都容易引发恶心、害喜。
2. 太过油腻、高油脂的饮食不易消化,将加重肠胃不适的症状。
3. 辛辣、刺激性较强的食物易损伤胃黏膜、导致胃酸分泌过多。

### 营养师小叮咛

以我生了三胎的经验而言,我自己就是属于容易有孕吐体质的人,当时无论是吃维生素 $B_6$ 或是吃姜等各种方法都不见改善。后来发现只有睡觉跟打点滴对我才有效果。

### 营养师小叮咛

这是因为睡觉有助恢复体力与精神；而点滴是因添加有复合维生素B与$B_6$，通过注入体内直接补充的缘故。另外，远离自己不想吃的东西或感到不舒服、反胃的味道也能有所帮助。

## 2 怀孕后容易感到疲累，可以怎么改善？

为了让妈妈的身体转变成宝宝容易安住的状态，母体所分泌的荷尔蒙造成的体力变差、嗜睡、疲累情形在怀孕初期是很常见的唷！尤其现在有很多女性在怀孕期间仍维持继续上班的忙碌生活，在心理与身体的双重压力下的确是很累人的一件事。

疲倦是一种身体发出的警讯，提醒你要把握时间多休息，一般在适度休养、小憩片刻后就能恢复精神。而且通常这种疲倦症状到了中期，身体已经逐渐适应怀孕带来的变化后，情况就会有所改善！

饮食方面可以多摄取含有铁质的食物，特别是本来就有贫血的孕妈咪在初期就应特别注意铁质的摄取。切忌以咖啡或甜食来振奋精神，这些食物只有暂时性的效果，等到血糖又迅速下降后反而会变得比之前更累。

此外，也要观察孕妈咪的疲倦是否因孕吐、脱水造成，如果是的话就要多补充电解质及水分。

## 3 开始变得尿频，这是正常的现象吗

怀孕初期因荷尔蒙受到影响，不但会增加血流量，尿量也会跟着增加，尤其是你还得同时排出胎宝宝的废物。而到了怀孕后期，孕妇也经常有尿频的现象，则是因为渐渐变大的子宫压迫到膀胱，使得如厕的次数也变多。

千万不要因为经常需要解尿而刻意减少喝水量，水分摄取不足或憋尿的

行为很容易引发孕妈咪尿道感染。想降低跑厕所的次数，在小便时将身体姿势尽量往前倾有助排空膀胱。若是想解决半夜上厕所的困扰，试着把一天中该喝的水分在晚上以前喝足，晚餐后或睡前减少饮水量即可。

假如除尿频之外又有小便时感到灼热感的症状，则要小心可能是尿道炎作祟。至于在怀孕后排尿量没有特别增加的妈妈也很正常，只要每天的水分喝足就没什么问题了。

### 4 食欲不振，吃不下，害怕宝宝没营养，怎么办

通常会害喜、有孕吐症状的妈妈也容易出现食欲变差的现象，主要是因为黄体素的分泌使得肠胃蠕动变得较慢，因而引发消化不良、胀气、胃口差等。所以这样的症状其实也经常发生在怀孕中、后期的妈妈身上。

建议孕妈妈们三餐还是应维持正常饮食，两餐之间相隔的时间不可过长，同样可采取"少量多餐"的方式。毕竟宝宝的营养是从母体而来，要是妈妈本身太久没进食，又在同时必须供应胎儿的状况下很容易造成血糖过低、晕眩，也会影响宝宝的体重与发育。

不妨试试看以菠萝、百香果等水果入菜，或是做成凉拌菜、添加自己喜欢的味道帮助开胃。有时候带点酸味的泰式、越南料理，如加了柠檬汁或果醋，开胃效果也很不错。假如胃口还是不好，通过"喝"的方式来补充热量也是可行的，尽量选择柳橙汁、甘蔗汁、蔬菜汁……等新鲜蔬果汁，或是用牛奶、豆浆、米浆、妈妈奶粉来补充所需的营养。

### 5 怀孕后特别爱吃酸酸辣辣的食物，会有问题吗

胃口改变是很多孕妇都会有的现象，特别是在初期经常发生。比方说以前曾有女性朋友说孕前并不太喜欢吃番石榴，怀孕后有一阵子每天都要啃上一个。基本上这也没

怀孕初期1～3个月关键饮食实践版  Part 2

什么关系，这是因为荷尔蒙的变化使孕妇的味觉对食物的喜好也变得跟往常不一样。

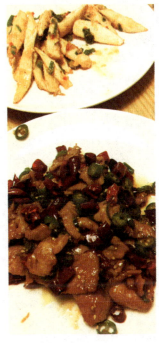

孕妈咪在饮食上的改变，只要在"不影响孕期中必需的营养摄取"的原则下，都是可以的。而味道酸辣的食物有助于开胃，适当地吃点小辣满足一下倒也无妨。不过要注意，酸辣食物毕竟有一定的刺激性，不要在空腹状态下吃。如果有肠胃不适、胃酸过多、胃食道逆流症状的话，也就不宜再吃啰！

另外有一部分酸甜菜品，如糖醋鱼、糖醋排骨，为了平衡口感，用的糖多，也有较油腻、重咸的特点，食用时要适可而止，以免体重直线上升，到了后期还要为了水肿大伤脑筋。

## 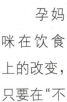 如何解决孕期失眠、睡不好的问题

这个症状在怀孕后期经常是许多妈妈的困扰，子宫变大是导致睡不安稳的原因。然而，怀孕之初睡不好的情形也很常见，主要是女性在有孕的喜悦同时，种种的担忧与烦恼也随之而来。建议你要适度地调节压力，向亲人或好友倾吐，稳定心情最重要！

另外，怀孕后就更要避免熬夜，需要花费脑力的事情到了晚上就不要再去思考，当然更不可借着含有咖啡因的饮料来提神。不妨在晚餐时多补充优质的蛋白质食物，如清淡的鱼类、鸡肉、豆类菜品，有助睡眠，但临近就寝前就不要再进食了！要是感到有点饥饿，适量喝点牛奶或容易消化的流质、半流质食物也会有所帮助。但如果是因为半夜必须起来上厕所而影响睡眠状况时，液体食物的摄取就要谨慎一点了。

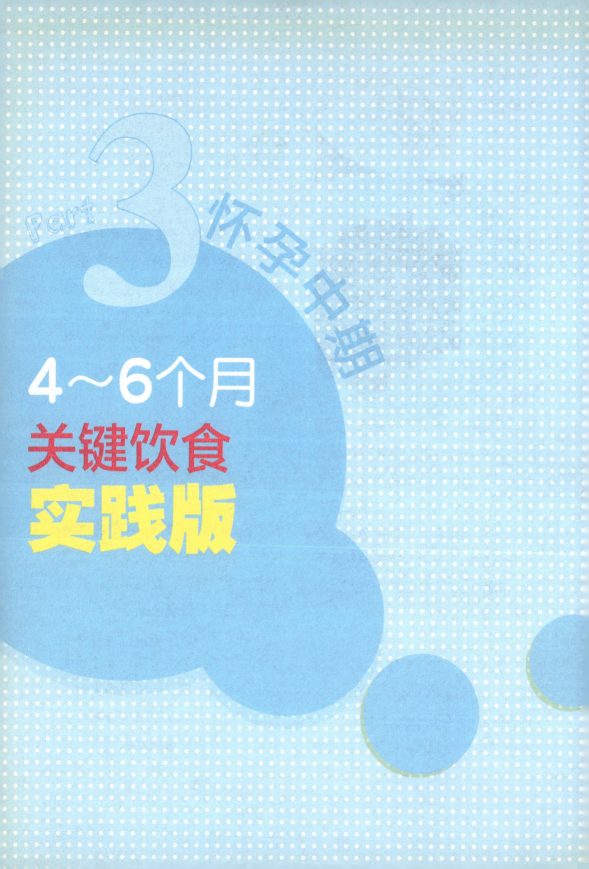

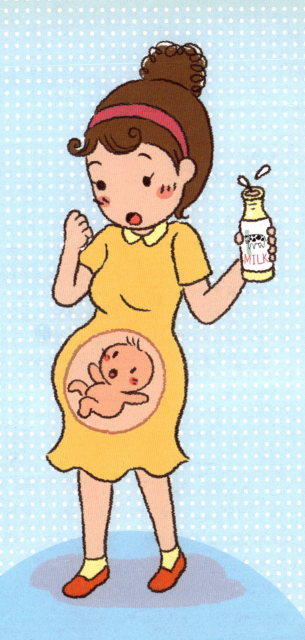

经历了头三个月的混乱与适应,
终于进入到令许多妈妈感到安稳的怀孕中期啦!
随着肚子越来越明显的隆起,
胎儿处于快速生长的阶段,
妈妈们更要再接再厉、关注自己的饮食,
全力储备你和小宝贝的能量喔!

# 孕妈咪必读&宝宝不可少的中期关键营养

- **怀孕周数：** 怀孕12～24周
- **体重变化：** 妈妈体重约增加5～6公斤
- **热量：** 每天需要的总热量可增加200～300卡，总热量约1800～2300卡。
- **饮食重点：** 虽然此时大部分的孕妇都有食欲变好的现象，但中期的饮食每日只需比过去增加大约300大卡的热量即可，也就是每周增加约0.5公斤的体重。因为热量的增加，复合维生素B的摄取也要增多以帮助转换能量。
- **营养需求：** 这是胎儿体重快速增加的时期，各部位的器官仍持续发展并渐渐成形。不过这不代表妈妈就应当大补特补，饮食中各种营养的分配还是要求均衡，优质蛋白质可再多摄取一份，约为30克的鸡肉或虾仁，或等于鸡蛋1颗或者无糖豆浆1杯。

## 蛋白质、钙质
## 孕期中期不可少的营养

进入妊娠期的第四、五、六个月，孕妈咪们多半已逐渐适应怀孕带来的变化。相信心情也轻松不少，这时有些孕妇一不留意便过于开心地吃吃喝喝，导致体重增加过快。要格外留意！300大卡的热量其实不如你想象得那么多，可参照第一章"300卡热量怎么追加？"一文来做补充。

而原本S型的身形正在慢慢消失中，随着胎儿渐渐长大，你需要改变穿着，宽松的服装会让你及宝宝都感到舒适许多。在饮食上建议你用足够的热量以及优质的肉、鱼、蛋、奶类食物，是支持宝宝生长、维持体重正常的重要基础，千万不可偏废。

由于研究调查发现国人普遍都有钙质摄取不足的问题，偏偏胎儿的骨骼发育需要钙质，因此钙质的补充从这时候起就要特别注意，多摄取高钙食物有好处！不容易消化的油腻食物，以及具有刺激性的饮食仍要少吃，并且多补充纤维及水分，有助肠胃蠕动。

## 必须营养素&特别推荐食物

### 必须营养 1：有助红血球形成的
### 复合维生素 B：$B_1$、$B_2$、$B_3$（烟碱酸）

● **维生素 $B_1$**

糖类、脂肪、蛋白质的代谢都需要有维生素 $B_1$ 的参与，当饮食中的热量增加或碳水化合物吃得较多的妈妈，其对维生素 $B_1$ 的需求量也会增量。

另外，维生素 $B_1$ 能减轻压力、安定情绪，也是维持肌肉协调、心脏及神经系统功能的重要物质。一旦摄取不足也可能造成胎儿发育不良。

● **维生素 $B_2$**

和维生素 $B_1$ 一样，维生素 $B_2$ 也是能量进行新陈代谢的关键营养，若发生缺乏，三大重要营养素的代谢及热量传输的机制也将会受到影响。它也攸关皮肤的修复与血球增生，有助健全胎宝宝的口腔、皮肤、指甲等小组织的生长。孕妇若经常有嘴角发炎的症状，适量补充 $B_2$ 也有预防效果喔！

● **维生素 $B_3$（烟碱酸）**

烟碱酸有助维持神经系统的健康与脑部的正常发育，也是保护皮肤与肠胃消化道系统的营养。除了直接从食物当中获取之外，我们从蛋白质食物里的色胺酸（tryptophan）也能合成烟碱酸供给使用。不过，要是孕妈咪本身缺乏维生素 $B_1$、$B_2$ 与 $B_6$ 的话，就无法经由色胺酸来制造烟碱酸了。

复合维生素 B 的营养价值对外食频率较高、饮食中多为精制食物的妈妈而言尤其重要、必须多补充。且由于这类营养大多都不能由人体自行制造或合成，因此从多样化的食物来摄取，才能避免缺乏。

**摄取的主要来源**

**含维生素 $B_1$ 的食物：** 小麦胚芽最丰富，其他如麦片、糙米、全谷类、坚果种子类、动物内脏、瘦猪肉及大豆制品也是重要来源。

**含维生素 $B_2$ 的食物：** 存在于动物性与植物性食品中，牛奶、乳品、内脏、蛋类及强化谷类含量丰富，肉类及深绿色蔬菜中也都可摄取到。但从动物性食物中所获得的维生素 $B_2$ 比起植物性，前者的人体吸收率更好。

**含烟碱酸的食物：** 主要存在于蛋、鱼、瘦肉、坚果、乳制品，其他如动物肝肾、酵母、胚芽或绿色蔬菜中也可获得。

## 必须营养1：有助红血球形成的
## 复合维生素B－$B_1$、$B_2$、$B_3$（烟碱酸）

**特性**

1. 在优质的淀粉食物中，相对可发现含有较多的维生素$B_1$。
2. 维生素$B_1$是水溶性的维生素，可从尿液代谢掉，因此即使摄取较多的话，对健康造成的危害也较低。
3. 维生素$B_1$受热后易被破坏，烹煮时要尽量缩短时间，较能保留其营养价值。
4. 液体中的维生素$B_2$易受到光照破坏，因此若选择液态的乳制品来补充$B_2$，应选由不透明的容器盛装的较好。
5. 人体每天都需要复合维生素B，但因为无法储存在体内，必须每天通过食物摄取充足。
6. 维生素$B_2$若摄取过量会从尿液直接排出体外，所以不须担心有过量服用的问题。
7. 烟碱酸是少数存在于食物中、且稳定性相对较好的维生素，经过烹调或储存都不会大量流失。

### 肉类 含量最丰富 TOP 3

① 猪肝
② 土鸡里脊肉
③ 鸡绞肉

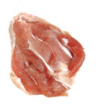

这个时期的孕妈咪必读！
优质维生素$B_1$、$B_2$
食物大集合

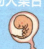 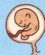 

### 豆类 含量最丰富 TOP 3

① 豆浆
② 白凤豆
③ 红豆

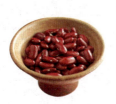

### 菇类 含量最丰富 TOP 3

① 柳松菇
② 干香菇
③ 杏鲍菇

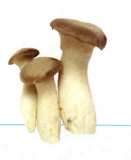

怀孕中期 4～6 个月关键饮食实践版  Part 3

### 鱼贝类 含量最丰富 TOP 3
① 文蛤
② 鲭鱼
③ 台湾蚬

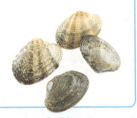

### 肉类 含量最丰富 TOP 3
① 鸭肉
② 鹅肉
③ 动物内脏

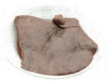

### 水果类 含量最丰富 TOP 3
① 榴莲
② 菠萝
③ 青苹果

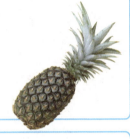

### 谷物类 含量最丰富 TOP 3
① 糙米
② 红米
③ 紫米

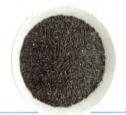

### 鱼贝类 含量最丰富 TOP 3
① 旗鱼切片
② 虱目鱼
③ 秋刀鱼

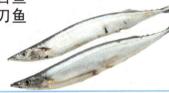

### 综合类 含量最丰富 TOP 10
① 小麦胚芽　⑨ 猪大里脊
② 葵瓜子　　⑩ 绿豆仁
③ 猪小里脊
④ 花生仁
⑤ 米豆
⑥ 干香菇
⑦ 黑芝麻
⑧ 白芝麻

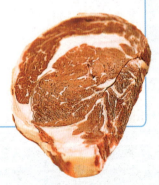

### 菇类、藻类 含量最丰富 TOP 4
① 干钮扣菇
② 干竹笙
③ 干香菇
④ 紫菜

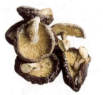

> 特别推荐高复合维生素 B 食谱

## 黑芝麻糙米甜粥

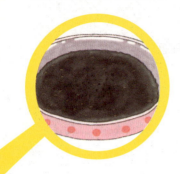

**材料**（3～4人份）
糙米.................. 1 杯
黑芝麻粉............2 大匙

**调味料**
糖......................适量

**作法**
1. 糙米洗净，加水浸泡 4～6 小时，沥干水分。
2. 糙米放入锅中，加水 7 杯，电饭锅煮至开关跳起，糙米粥中加入黑芝麻煮至开关再次跳起，加入糖再焖 30 分钟即可。

## 香辣拌猪肝

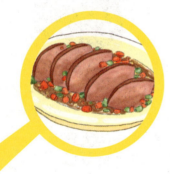

**材料**（3人份）
猪肝..................200 克
红辣椒..............1/2 支
大蒜..................3 瓣
葱......................1 棵

**调味料**
酱油..................1 大匙
乌醋、糖......各 1/2 小匙
米酒、白胡椒粉、香油
..........................各少许

**作法**
1. 猪肝切薄片，洗净，放入滚水汆烫 10 秒，熄火，浸泡 20 秒，捞起，以冷开水冲净，放入冰水冰镇，取出沥水。
2. 大蒜去皮，与辣椒、葱均切末，加入所有调味料及冷开水 1/2 大匙拌匀，淋在猪肝上即可。

## 胚芽豆奶

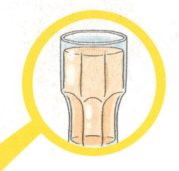

**材料**（1人份）
小麦胚芽粉..........1 大匙
豆浆..................500c.c.

**作法**
1. 小麦胚芽粉放入烤箱低温烤出香味逸出。
2. 加入豆浆拌匀即可。

## 必须营养 2：宝宝大脑需要的 ω-3 脂肪酸

ω-3（Omega-3）脂肪酸是由 DHA、EPA 及 ALA 所组成的一种多元不饱和脂肪酸，同时也是生长发育必需的营养物质。对于胎宝宝而言，由于 ω-3 脂肪酸是脑部神经及视网膜细胞、神经组织的重要成分，因此掌管了大脑与眼睛、视觉的发育。

曾有研究发现，孕妇体内的 DHA 含量较高时，胎儿的头围、体重、身长也会较高。此外，ω-3 脂肪酸对促进血液循环也有益处，各种营养及氧气就能顺利输送给胎儿。对孕妈咪来说，ω-3 脂肪酸则被认为有助降低妊娠并发症的发生率，如妊娠高血压、妊娠糖尿病及子痫前症。

深海鱼是 ω-3 脂肪酸的丰富来源，不过有些人可能担心汞污染、重金属残留的问题，建议怀孕时别吃大型的箭鱼、鲔鱼、旗鱼、大青花鱼。至于其他小型、新鲜且未受污染的秋刀鱼、鲭鱼、鲑鱼、"鬼头刀"或土魠鱼，每个礼拜吃（约一个手掌心大小量）可以让妈妈和宝宝保持健康。

部分油脂如亚麻仁籽油，以及核果类食物也含有不错的 ω-3 脂肪酸，但毕竟热量较高，所以还是要适量摄取。

### 摄取的主要来源

存在于海鲜食物中，尤以鲔鱼、鲣鱼、沙丁鱼、秋刀鱼、鲷鱼、比目鱼等深海鱼为佳。亦可从经过萃取、纯化的鱼油胶囊中获得（记得请厂商提供最新一批的重金属检测值）。

### 特性

1. 也可以从植物性食物中摄取 ALA，再于体内转换成 EPA 或 DHA，不过现代人常因植物性吃太少、动物性食物吃太多才会导致摄取不平衡。
2. 较不稳定、怕热，高温烹调时易起油烟，不但会破坏营养价值，也会让身体产生自由基。因此烹煮鱼类时尽量以清蒸或烤箱烘烤为主，少用油炸、油煎方式。

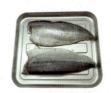

特别推荐高 ω-3 脂肪酸食谱

## 烤鲔鱼坚果沙拉

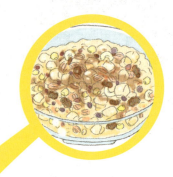

**材料**（1人份）
鲔鱼 .................... 50克
土豆 .................... 40克
玉米粒 ................. 1大匙
核桃、腰果 ...... 共1大匙
果干（葡萄干、蔓越莓干）
.................... 共1大匙

**调味料**
盐、黑胡椒 ......... 各少许
和风沙拉酱 ......... 1大匙

**作法**
1. 鲔鱼洗净，擦干水分，均匀抹上黑胡椒与盐，入烤箱烤熟，取出、用叉子刮成小块。
2. 土豆去皮，洗净，切丁，与洗净的玉米粒放入滚水中煮熟，捞出。
3. 全部材料盛入盘中，食用前淋上和风沙拉酱即可。

## 烤秋刀

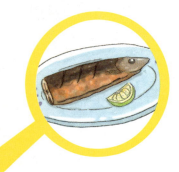

**材料**（1人份）
秋刀鱼 ................ 1/2尾
柠檬 .................... 1小块

**调味料**
盐、白胡椒粉 ......... 少许

**作法**
1. 秋刀鱼洗净，擦干水分，均匀涂抹盐及白胡椒粉，放入烤箱烤熟。
2. 取出，食用前挤上柠檬汁即可。

## 糙米鲑鱼三角饭团

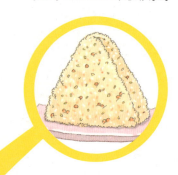

**材料**（3人份）
鲑鱼 ...... 1小片约100克
香松 ....................... 少许
白米饭 .................... 3碗

**调味料**
盐 .................... 1/4小匙
白胡椒粉 ............... 少许

**作法**
1. 鲑鱼洗净、擦干，均匀涂抹调味料，腌渍15分钟。
2. 油锅烧热，放入鲑鱼煎至两面金黄，取出、用餐具将鲑鱼分成肉碎。将香松及鲑鱼肉碎放入煮好的白饭中拌匀，填入三角寿司模具中，压紧成饭团形状后取出。
3. 三角饭团放入煎锅中以小火慢慢煎至表面略微干焦即可。

## 清蒸蒜蓉鲑鱼

**材料**（4人份）

鲑鱼 ...................................... 400克
葱末 ........................................ 少许
大蒜 ........................................ 4瓣
姜 ........................................... 1小片
豆豉 ........................................ 1小匙

**调味料**

白胡椒粉 .............................. 1/4小匙
香油 ........................................ 少许

**作法**

1. 所有材料洗净。大蒜去皮，与姜片均切碎，加入豆豉及调味料拌成酱汁。
2. 鲑鱼洗净，擦干水分，放入盘中，淋入酱汁，以中大火蒸约10分钟，打开锅盖，撒上葱末再蒸10秒即可。

## 亚麻仁油拌双花

**材料**（2人份）

菜花、西兰花 ...................... 各150克
红辣椒 .................................... 少许

**调味料**

亚麻仁油 .............................. 1/2大匙
盐、黑胡椒粒 ........................ 少许

**作法**

1. 红辣椒去籽，切斜片。菜花、西兰花洗净，切小朵，入滚水煮熟，捞起、以冷开水冲凉。
2. 全部材料及调味料搅拌均匀即可。

### 必须营养3：健全胎儿脑功能的维生素C

研究发现，妈妈在怀孕期间缺乏维生素C将导致胎儿大脑发育不良，尤其是阻碍负责储存记忆的海马体会受到影响。而且维生素C的缺乏在宝宝出生后，即使再怎么努力通过后天补充，也是没有办法补回来的。

越是新鲜的水果、蔬菜，维生素C的含量也越高。除非是血糖较高的孕妇，否则每天二次，甚至三餐都搭配水果食用，可以获取充足的维生素C。当然，通过片剂补充也是一个方式。因为维生素C是属于水溶性的维生素，一旦摄取过量，多喝水便可加快排除速度，对健康并不会造成太大的风险，但要小心摄取超过2克可能会出现腹泻的现象，或是对于胃溃疡的人可能造成肠胃不舒服的现象。

**摄取的主要来源**

各种水果，如番石榴、柑橘类、西红柿，各种新鲜蔬菜中又以深绿色蔬菜含量较丰富。

**特性**

1. 人体无法自行生成，储存也不易，必须每天通过饮食来摄取。维生素C能促进非血红素铁的吸收率，因此餐后若能搭配含有维生素C的果汁（如柳橙汁、柠檬汁），或是一份新鲜水果，将有助于妈妈将食物中的铁质吸收得更好。
2. 加热或与空气接触后氧化的时间越久，维生素C也会受到较高程度的破坏。所以烹调蔬菜时温度不宜过高，时间不宜太久。水果切开或制成果汁后也要赶快食用完毕。

### 水果类 含量最丰富 TOP 10

① 番石榴　⑦ 香橙
② 释迦　　⑧ 草莓
③ 龙眼　　⑨ 荔枝
④ 木瓜　　⑩ 柚子
⑤ 奇异果
⑥ 甜柿

这个时期的孕妈咪必读！
优质维生素 C
食物大集合

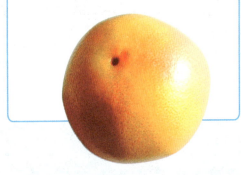

### 蔬菜类 含量最丰富 TOP 10

① 甜椒　　⑦ 甘蓝芽
② 绿豆芽　⑧ 芥蓝
③ 油菜　　⑨ 球茎甘蓝
④ 芫荽　　⑩ 苦瓜
⑤ 豌豆苗
⑥ 西兰花

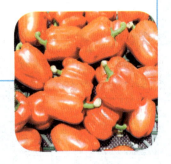

### 豆类 含量最丰富 TOP 3

① 豌豆荚
② 花豆
③ 毛豆

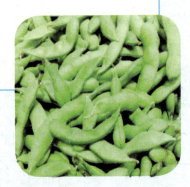

## 特别推荐高C食谱

### 甜椒炒梅花肉丁

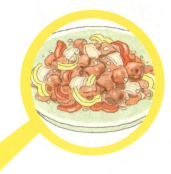

**材料**（2人份）
黄、红椒..........共80克
梅花肉（猪上肩肉）
..........80克
洋葱..........30克
大蒜末..........1瓣

**调味料**
A料：
酱油、米酒...各1/2小匙
糖、淀粉..........适量
B料：
盐..........少许

**作法**
1. 梅花肉洗净，切小块，加调味料A拌匀，腌渍15分钟，入滚水汆烫捞出。
2. 洋葱去皮，与黄、红椒均洗净，切小片。
3. 锅中加少许油烧热，爆香蒜末及洋葱，放入梅花肉炒熟，加黄、红椒快速拌炒，起锅前加B料调味即可盛出。

### 金沙西兰花

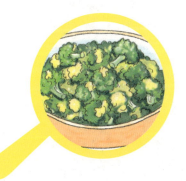

**材料**（2人份）
西兰花..........200克
咸蛋黄..........1颗
南瓜..........30克
大蒜..........1瓣

**作法**
1. 西兰花洗净，切小朵；大蒜去皮，切末。
2. 南瓜蒸煮至熟，与咸蛋黄以汤匙压碎备用。
3. 锅中加水煮滚，加入少许糖、盐及油，放入西兰花汆烫，捞起、沥干水分。
4. 锅中倒少许油爆香蒜末，倒入作法2以小火炒匀，加入西兰花拌匀即可。

### 椰香木瓜西米露

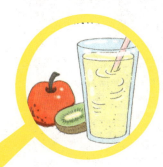

**材料**（2人份）
木瓜..........400克
西米..........50克
椰奶..........40克

**调味料**
糖..........适量

**作法**
1. 木瓜去皮，切小块，取一半放入料理机，加糖、椰奶及适量冷开水打成均匀泥状。
2. 锅中加水煮滚，放入西米煮5～6分，可看到中间有一点白芯，熄火、加盖焖至完全透明，捞出、泡入冷开水中。待西米凉透，放入木瓜泥中搅拌均匀，加入另一半木瓜丁即可。

## 豆芽菜蛋饼

### 材料（2人份）
| | |
|---|---|
| 绿豆芽 | 40克 |
| 胡萝卜 | 20克 |
| 蛋饼皮 | 2张 |
| 鸡蛋 | 2个 |

### 调味料
盐、黑胡椒粉 ..................... 少许

### 作法
1. 绿豆芽拔除根须，洗净。胡萝卜去皮、洗净，切丝。以上材料放入油锅中快炒，加入调味料炒匀备用。
2. 鸡蛋打散，倒入油锅中以小火慢煎，铺上蛋饼皮煎至两面略呈金黄，盛起。
3. 煎好的蛋饼包入炒熟的胡萝卜及豆芽卷起，切成小块即可。

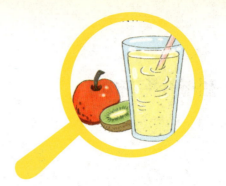

## 奇异果苹果汁

### 材料（2人份）
| | |
|---|---|
| 奇异果 | 2个 |
| 苹果 | 半个 |

### 作法
奇异果、苹果去皮，切小块，放入果汁机中，加凉开水250c.c.搅打均匀即可。

---

### 必须营养4：让宝宝长肉、变壮的蛋白质

蛋白质是建造与修补体内组织的重要物质，它影响宝宝胎盘发育与羊水生成，对母体的子宫、乳房增大也有益处，如此一来便能供应宝宝足够的营养、帮助生长，亦有利于将来想喂母乳的妈妈做好储备。

怀孕中、后期应每天额外补充10克的蛋白质，大约是1.5份的蛋白质食物，一份约为1颗鸡蛋、1杯鲜奶、1两（约4根手指头大小）瘦肉、半盒嫩豆腐的份量。

跟糖类、脂肪两大营养不同的是，蛋白质无法在体内储存、必须持续每天从饮食中获得才足够。摄取它的最佳方法是食用饱和脂肪含量较低的食物，例如乳品选择低脂或脱脂产品，肉类以鱼肉、鸡胸肉、猪牛瘦肉、去皮后的鸭肉较佳。须留意因蛋白质食物亦含有油脂，烹调时谨慎用油，避免摄取油量过多、体重上升太快。建议孕妈咪的蛋白质摄取来源上，动物性蛋白质及植物性食物各占一半较理想。而运用摄取蛋白质的做法来管理孕期体重也是很好的办法，比方说当宝宝体型偏小时，妈妈多补充优质蛋白就能帮助宝宝长肉肉，而不必担心自己有发胖之虞。

### 摄取的主要來源
肉类、鱼类、豆类、蛋类、奶类。

### 特性
1. 过度加工会减损营养成分，如香肠、肉松、热狗、咸蛋等。
2. 过度的烹调，特别是经过高温油炸、烧烤及油煎也会破坏蛋白质的完整。

怀孕中期 4～6 个月关键饮食实践版 Part 3

这个时期的孕妈咪必读！
优质蛋白质食物大集合

### 五谷杂粮类 含量最丰富 TOP 3
① 小麦胚芽
② 小麦
③ 燕麦片

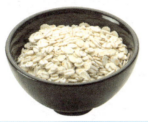

### 肉类 含量最丰富 TOP 5
① 鸡里脊
② 鱼肉
③ 牛腱肉
④ 猪腰里脊肉
⑤ 板豆腐

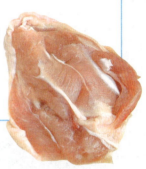

### 坚果种子类 含量最丰富 TOP 3
① 花生
② 杏仁片
③ 葵瓜子

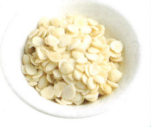

### 豆类及豆制品 含量最丰富 TOP 3
① 黑豆
② 黄豆
③ 豆腐皮

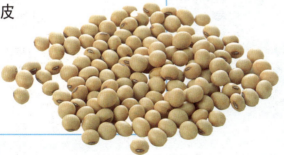

> 超推荐~高蛋白质菜单

## 豆腐丸子汤

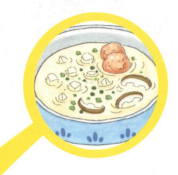

**材料**（2人份）
鸡绞肉 .................... 80克
豆腐 ........................ 1块
鲜香菇 .................... 2朵
葱、香菜 ............ 各适量

**调味料**
A料：
葱末、姜末 ...... 各1小匙
盐、酱油、胡椒粉 ... 少许
淀粉、米酒 ...... 各1小匙
B料：盐、香油 ....... 少许

**作法**
1. 豆腐切小块，香菇洗净、切斜片；葱、香菜均切末。
2. 绞肉放入碗中，加入A料拌匀，捏成肉丸子。
3. 锅中加水2杯煮滚，放入肉丸子煮5分钟，加入鲜菇片及豆腐煮熟，最后加B料调味即可。

## 清蒸鲜虾

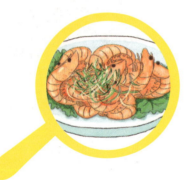

**材料**（2人份）
鲜虾 ....................... 10尾
葱 ............................ 1支
姜 ......................... 1小片

**调味料**
米酒 ................. 1/2小匙

**作法**
1. 鲜虾挑除肠泥，洗净，排入盘中备用。
2. 葱与姜均洗净，切丝，撒在鲜虾上，淋入米酒，放入蒸锅中以中大火蒸5~6分钟即可。

## 芥蓝炒牛肉丝

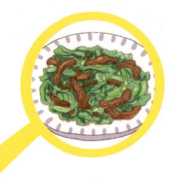

**材料**（2人份）
芥蓝 ...................... 300克
牛肉 ....................... 80克
大蒜 ........................ 2瓣

**调味料**
A料：
酱油、米酒 ...... 各1小匙
淀粉、糖 ................ 少许
B料：
盐、胡椒粉 ............ 少许

**作法**
1. 牛肉切片，加入A料拌匀，腌渍20分钟，放入滚水烫至八分熟，捞起、沥干。
2. 大蒜去皮，切片；芥蓝洗净，斜切成小段，放入滚水汆烫，取出、沥干。
3. 锅中倒少许油爆香蒜片，放入牛肉片、芥蓝及B料快速炒拌均匀即可。

## 破布子蒸鱼片

**材料**（4人份）

鲷鱼 .................................... 2片
破布子 .................................. 2大匙
葱 ....................................... 1棵
姜 ....................................... 1小块

**调味料**

盐、糖 .................................. 少许
米酒 .................................... 1小匙

**作法**

1. 葱、姜洗净，均切丝备用。
2. 鲈鱼处理干净，均匀抹上一层薄盐，放入蒸盘，淋上米酒，铺上破布子及葱姜丝，放入蒸锅以大火蒸15～20分钟，加入调味料续蒸30秒即可。

## 银鱼蒸蛋

**材料**（1人份）

鸡蛋 .................................... 1颗
银鱼 .................................... 1小匙
葱 ....................................... 1/2棵

**调味料**

酱油 .................................... 1/2小匙
白胡椒粉 ................................ 少许

**作法**

1. 银鱼洗净、沥干；葱洗净、切末。
2. 鸡蛋打入大碗中，用蛋壳盛2倍水量与蛋液搅打均匀，加入银鱼及调味料拌匀。
3. 撒上葱花，移入电饭锅，蒸至开关跳起即可。

## 黑木耳鸡片

**材料**（2人份）

鸡胸肉 .................................. 100克
干黑木耳 ................................ 1小朵
姜 ....................................... 1片

**调味料**

A料：盐、胡椒粉、淀粉 .................. 少许
B料：盐、糖、香油 ...................... 少许

**作法**

1. 鸡胸肉洗净，切薄片，加入A料抓拌均匀，腌渍20分钟。
2. 干黑木耳放入温水中泡软，洗净，切小片；姜片切丝。
3. 锅中倒少许油爆香姜丝，放入黑木耳片、B料及2大匙水炒煮至木耳稍软，加入腌好的鸡肉片快炒至熟即可。

## 肝连汤

**材料**（2人份）

肝连肉 .................................. 1块
姜 ....................................... 2片
葱 ....................................... 1棵

**调味料**

米酒 .................................... 1大匙
盐 ....................................... 少许

**作法**

1. 肝连肉（猪的胸隔膜）洗净，放入滚水汆烫，捞出、冲净，葱切末，姜切丝。
2. 肝连肉放入锅中，加水没过，移入电饭锅蒸煮至开关跳起，捞出肝连肉，切成一个个一口大小的块。
3. 将留有汤汁的锅子移至电炉上，加入姜丝及调味料再次煮沸2分钟，加入肝连肉即可。

中期安心养胎饮食——
**一天的食谱推荐 Day ❶**

# 红豆紫米粥

**材料**（2人份）
紫米......................................................50克
糯米......................................................20克
红豆......................................................30克
番石榴....................................................1颗

**调味料**
冰糖......................................................适量

**作法**
1. 红豆、紫米洗净，浸水6～8小时，捞出、沥干。糯米洗净、沥除水分备用。
2. 作法1材料均放入电饭锅内锅中，倒水600 c.c.水量可依个人喜好调整，按下开关煮至开关跳起，续焖10分钟。
3. 打开锅盖，加入冰糖拌匀即可。搭配杂粮馒头及番石榴食用，营养更均衡！

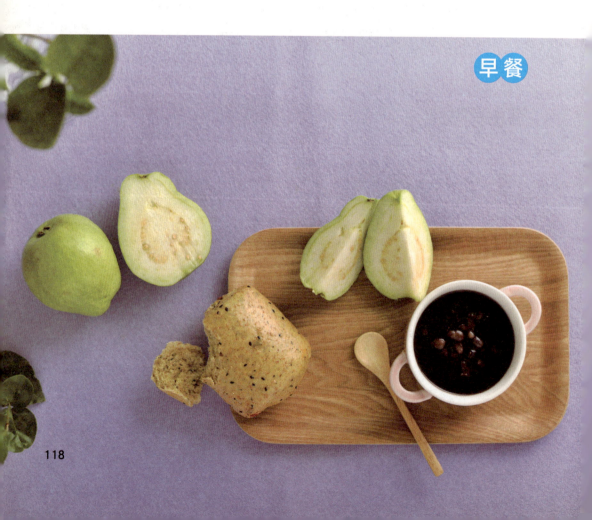

早餐

怀孕中期 4～6 个月关键饮食实践版 Part 3

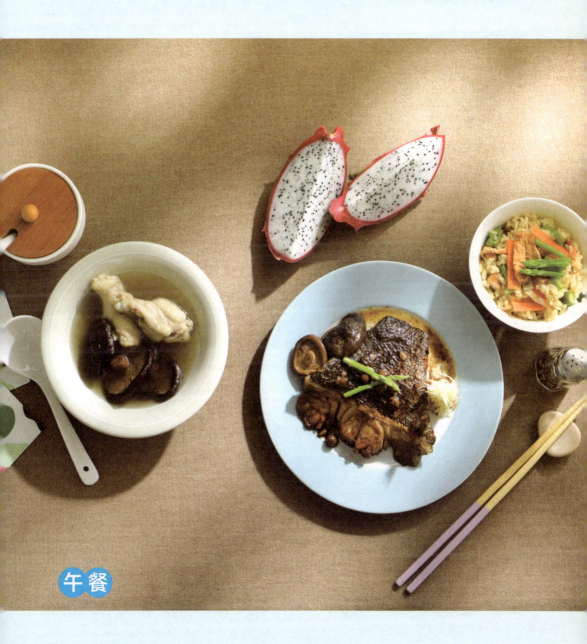

午餐

## 带皮青石斑鱼排

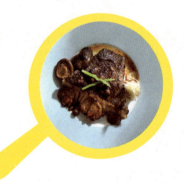

**材料**（2人份）
青石斑鱼 .................. 1 片
香菇 ........................ 2 朵
芦笋 ........................ 1 小把

**调味料**
清酒、酱油 ..... 各100c.c.
糖 ........................... 60 克
水 ........................ 200 c.c.

**作法**
1. 香菇洗净，加水泡软。调味料拌匀成酱汁备用。
2. 青石斑鱼洗净，与洗净的芦笋均入锅，加入酱汁大火煮滚，转中火，煮至剩少许汤汁。
3. 以汤匙反复将锅中酱汁浇淋在鱼面上至收汁，鱼片盛盘，淋入剩余汤汁即可取出。

## 鸡腿菇菇汤

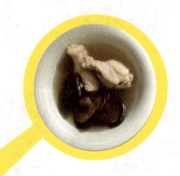

**材料**（2人份）
鸡腿 ........................ 1 只
泡发香菇或各式菇类 100 克
姜 ........................... 2 片

**调味料**
米酒 ..................... 1/2 大匙
盐 ......................... 少许

**作法**
1. 菇类用水略洗一下。
2. 鸡腿切块，放入滚水汆烫，捞出、冲洗干净。
3. 鸡腿与姜片放入锅中，加水没过食材约3厘米煮至鸡腿熟透，再加入米酒、盐及菇类再次煮滚即可。餐后可搭配火龙果食用。

## 五目炊饭

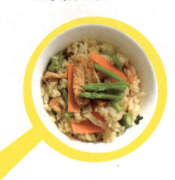

**材料**
洋葱 ........................ 20 克
牛蒡、胡萝卜 ...... 各10 克
豆皮 ........................ 15 克
芦笋 ........................ 30 克
白饭 ........................ 1 碗

**调味料**
酱油 ..................... 30c.c.
橄榄油 ................. 15 c.c.
味淋、柴鱼汁 ... 各20 c.c

**作法**
1. 胡萝卜去皮，牛蒡连皮刷洗干净，以上与洋葱、豆皮均切丝。
2. 芦笋削除粗皮，切小段，入滚水煮熟。调味料入锅煮滚、做成酱汁备用。
3. 锅中加少许油，放入牛蒡炒软，续加洋葱、胡萝卜丝及豆皮，加入酱汁煮滚，熄火，最后加白饭拌匀即可。

怀孕中期 4～6 个月关键饮食实践版 Part 3

## 牛腱三明治、豆花

**材料**（1人份）

豆花.................................................1 碗
卤牛腱...........3 片（平时可卤好大量，冷冻保存，取用时加热食用很方便）
奶酪.................................................1 片
吐司.................................................2 片
黄瓜.............................................5～6 片

**调味料**

美乃滋.............................................适量

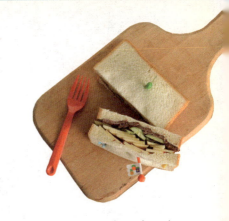

**作法**

1. 黄瓜放入滚水汆烫，捞出泡入冷开水中、沥干。
2. 取一片吐司挤上少许美乃滋，铺上干酪、黄瓜及牛腱肉，再挤些许美乃滋，用另一片吐司夹起即可。可另搭配豆花食用更均衡！

点心

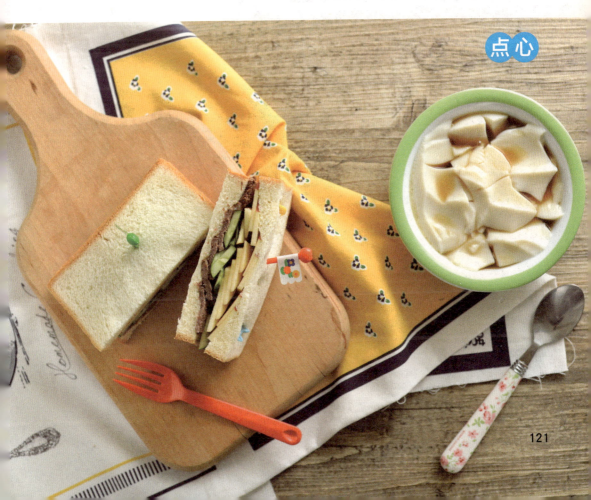

晚餐

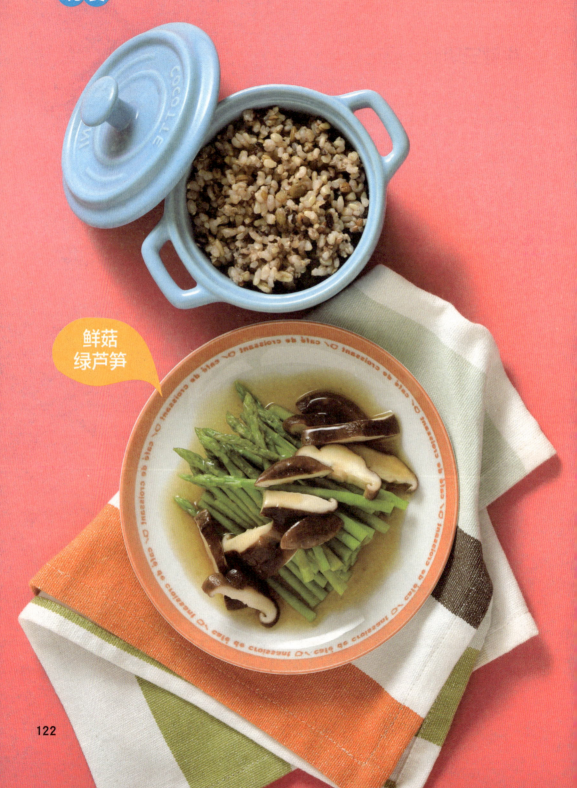

鲜菇绿芦笋

Part 3 怀孕中期 4～6 个月关键饮食实践版

## 五谷饭

**材料**（2人份）
五谷米 .................................. 1/2 杯

**作法**
1. 五谷米淘洗干净，加水浸泡 4 小时，沥干水分。
2. 五谷米放入电饭锅，加 1.2 倍水量煮至开关跳起，续焖 20 分钟即可。

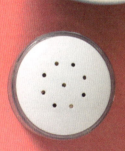
姜丝虱目鱼汤

妈妈味道的土豆炖肉

## 妈妈味道的土豆炖肉

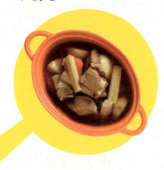

**材料**（2人份）

梅花肉、土豆 ..................各150克
胡萝卜、牛蒡......各60克
洋葱 ..................30克

**调味料**

酱油、味淋......各20 c.c.
盐 ..................少许

**作法**

1. 土豆、莲藕、胡萝卜均去皮，牛蒡连皮刷洗干净，与洋葱、梅花肉均切大块。
2. 锅中倒少许油，放入洋葱炒香，依序炒香肉块、牛蒡、莲藕、胡萝卜及土豆，加入调味料及水300c.c.煮滚，转小火续炖煮至食材软嫩即可。

## 鲜菇绿芦笋

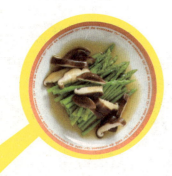

**材料**（2人份）

鲜香菇 ..................4朵
芦笋 ..................1小把
大蒜 ..................2瓣

**调味料**

橄榄油 ..................1/4小匙
盐、糖、白胡椒粉...少许

**作法**

1. 芦笋削除老皮，切段。菇类材料略洗净，切除蒂头，剥成小瓣。
2. 作法1材料分别放入滚水中汆烫，捞出、入冷开水泡凉，沥干备用。
3. 大蒜去皮，切末，加入调味料在所有蔬菜材料中搅拌均匀即可。

## 姜丝虱目鱼汤

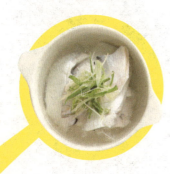

**材料**（2人份）

虱目鱼肚 ..................1片
姜 ..................2～3片
葱 ..................1棵

**调味料**

米酒 ..................1大匙
盐 ..................少许

**作法**

1. 虱目鱼肚切块，淋上一半米酒略腌10分钟；姜、葱切细丝。
2. 锅中加水600c.c.煮滚，放入虱目鱼肚煮滚，加入剩余调味料及姜丝加锅盖小火焖煮至熟，起锅前加入葱丝即可。

## 一天的菜单推荐 Day ❷

### 营养小吐司

**材料**（2人份）

| | |
|---|---|
| 吐司 | 3片 |
| 罐头鲔鱼 | 1/2罐 |
| 黄瓜、胡萝卜 | 各40克 |

**调味料**

沙拉酱、白胡椒粉................少许

**作法**

1. 胡萝卜去皮，与黄瓜均切丁，放入滚水中汆烫，捞出，以冰开水泡凉，取出沥干。
2. 取出罐头鲔鱼肉，沥干水分及油脂，加入黄瓜、胡萝卜丁及调味料搅拌均匀成馅料。
3. 吐司切边再切成小块，涂抹适量鲔鱼馅料即可。

### 番石榴鳄梨牛奶

**材料**（2人份）

| | |
|---|---|
| 完全熟透的鳄梨 | 1/3颗 |
| 番石榴 | 1/2颗 |
| 牛奶 | 500c.c. |

**调味料**

蜂蜜................少许

**作法**

1. 鳄梨去皮及籽；番石榴刷洗干净，去籽；以上均切成小块。
2. 所有材料放入果汁机中搅打均匀即可倒出。

**早餐**

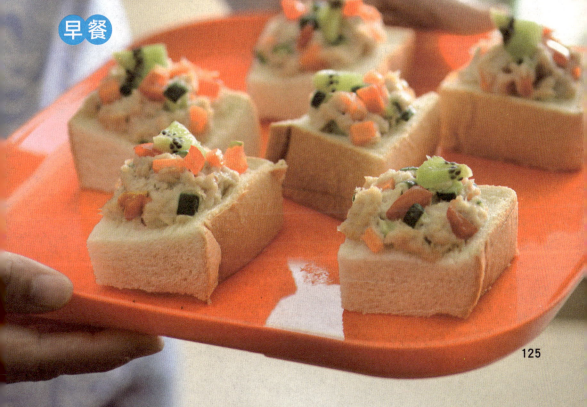

## 香烤南瓜、米浆

**材料**（1人份）

南瓜..................................200克
糖、杏仁粒..........................少许
米浆..........................1杯（250c.c.）

**作法**

1. 南瓜连皮刷洗干净，切块，撒上糖及杏仁粒，放入已预热的烤箱烤熟。
2. 搭配米浆即可食用。（此道餐点适合需要摄取较多糖类、增重的瘦妈妈当作点心。体重过重者不适合再以淀粉食物作为点心。）

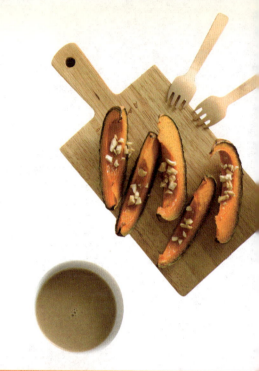

点心

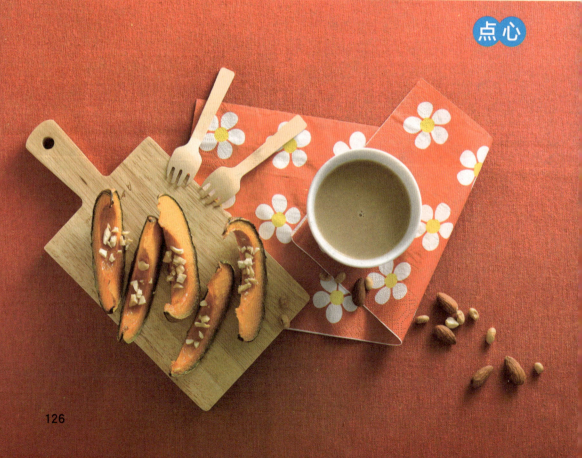

怀孕中期 4～6 个月关键饮食实践版 Part 3

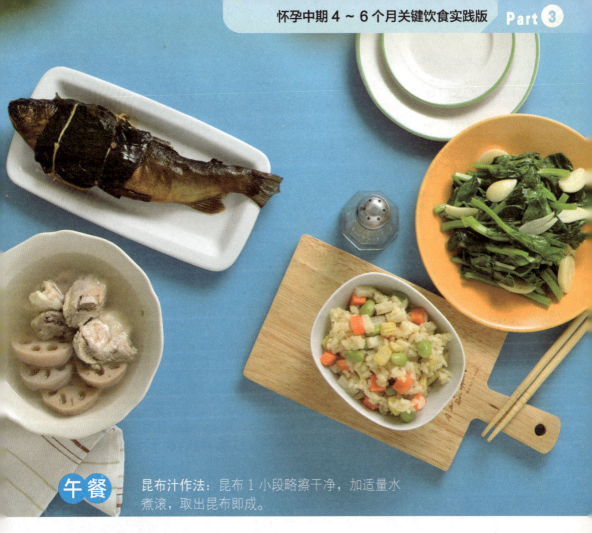

**午餐**

昆布汁作法：昆布 1 小段略擦干净，加适量水煮滚，取出昆布即成。

## 甜味蔬菜拌饭

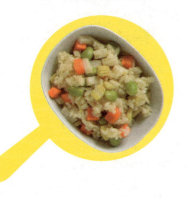

**材料**（2人份）

玉米笋、胡萝卜、毛豆仁 ..................... 各 30 克
黑木耳、红薯、洋葱 ..................... 各 40 克
白饭 ..................... 2 碗

**调味料**

昆布汁 ............... 100c.c.
淡色酱油 .............. 10c.c.
盐 ...................... 少许
橄榄油 ................. 30 克

**作法**

1. 红薯、胡萝卜去皮，与玉米笋、黑木耳、洋葱均切丁。全部调味料入锅煮滚，做成酱汁备用。
2. 锅中加少许油炒香洋葱，加入胡萝卜续炒，依序加玉米笋、红薯及黑木耳略炒，再加入酱汁煮熟。
3. 最后加入毛豆仁续煮至熟，熄火，取出后与白饭拌匀即可。

## 清炒碗豆苗

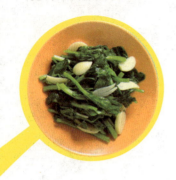

**材料**（2人份）
碗豆苗 ............... 1 包
大蒜 ................... 2 瓣

**调味料**
橄榄油、盐 ............ 适量

**作法**
1. 碗豆苗清洗干净；大蒜去皮，切片。
2. 碗豆苗及蒜片放入锅中，加少许水及橄榄油，盖锅盖以中大火煮滚。
3. 打开锅盖，续煮至略为收汁，最后加盐拌匀即可。

## 香鱼甘露煮

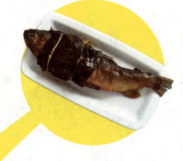

**材料**（4～5人份）
香鱼 ............. 约 1000 克
姜 ................... 1 小块
昆布 ................. 1 小段

**调味料**
醋 ..................... 30 c.c.
酱油 ................. 100 c.c.
糖 ....................... 50 克
清酒 ................. 50 c.c.
紫苏梅 ................ 20 克
山椒粒 ................. 5 克
麦芽 ................... 30 克

**作法**
1. 香鱼洗净、擦干水分，入烤箱烤至表面微焦，勿封保鲜膜至冰箱冷藏、风干一天备用。
2. 炒锅铺上竹筷防止鱼身粘黏，放上风干好的香鱼，并以盘子覆盖压住香鱼。
3. 加入姜与昆布，再加调味料酱汁（麦芽除外）及适量水没过盘子，中大火煮滚、转小火加热（勿滚沸）煮至快收汁，最后加麦芽续煮至汤汁浓稠即可。

## 莲藕排骨汤

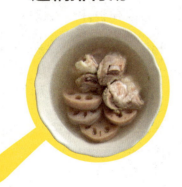

**材料**（2～3人份）
莲藕 ................... 300 克
小排骨 ................ 200 克
姜 ....................... 2 片

**调味料**
胡椒粉 ............. 1/2 小匙
米酒 ................... 1 大匙
盐 ......................... 少许

**作法**
1. 莲藕连皮刷洗干净，切薄片。小排骨放入滚水氽烫，捞出、洗净。
2. 全部材料放入内锅，加适量水没过食材约 5 厘米，电饭锅煮至开关跳起。
3. 内锅加入调味料再次按下开关煮至跳起即可。

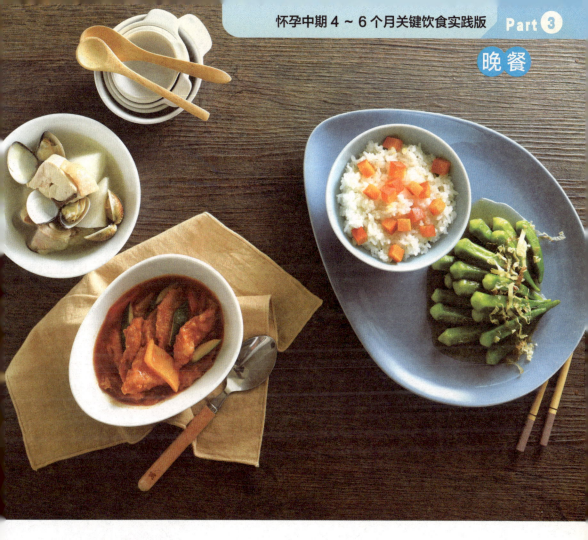

## 柴鱼凉拌秋葵

**材料**（2人份）
秋葵................................250克
柴鱼片..............................少许

**调味料**
柴鱼酱油..........................1/2大匙

**作法**
1. 秋葵清洗干净，放入加盐的滚水中烫熟，捞出、沥干，切除蒂头。
2. 淋上柴鱼酱油，撒上柴鱼片即可。

## 糖醋酱汁鱼

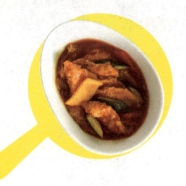

**材料**（2人份）
- 鲷鱼片 ............ 200克
- 黄瓜、黄椒 ...... 各50克
- 葱段 ................ 20克
- 大蒜 ................ 2瓣

**调味料**
- 西红柿酱 .......... 60克
- 白醋 ................ 100 c.c.
- 黑醋 ................ 20 c.c.
- 糖 .................... 20克
- 梅子粉 ............ 少许

**作法**
1. 鲷鱼片洗净，擦干水分，入锅煎至两面金黄。
2. 黄瓜及黄椒均切块，大蒜去皮，切片，葱切小段，调味料拌匀成酱汁备用。
3. 锅中倒少许油，爆香蒜片及葱段，续加黄瓜及黄椒略炒，加入鱼片及酱汁煮至收汁微稠即可。

## 南瓜胚芽饭

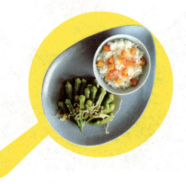

**材料**（2人份）
- 胚芽米 .............. 1杯
- 南瓜 ................ 60克

**作法**
1. 胚芽米淘洗洗净，浸泡1小时，沥干；南瓜外皮刷洗干净，切小块备用。
2. 全部材料放入锅中，加入等量的水煮至开关跳起即可取出。

## 山药蛤蜊鸡汤

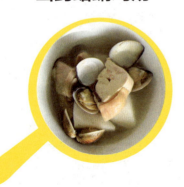

**材料**（2~3人份）
- 山药 ................ 150克
- 蛤蜊 ................ 300克
- 鸡腿 ................ 1/2支
- 姜 .................... 1片
- 葱 .................... 1棵

**调味料**
- 盐 .................... 少许

**作法**
1. 山药去皮，切块，蛤蜊泡水吐沙、洗净，葱切小段。
2. 鸡腿切块，放入滚水汆烫，捞出、冲洗干净。
3. 锅中放入鸡腿、山药、葱段、姜片，加水没过材料约3厘米煮至鸡腿熟透，再加蛤蜊煮至壳开，起锅前加盐调味即可。

# 对症缓解——中期不适症状的对应饮食与对策

对很多孕妈咪来说这可能是整个孕程最舒服的阶段。大部分早期的不适在这时候都已获得缓解，胃口也会变得比较好。不过仍有某些孕妇会出现新症状与小问题，别担心！以下要教你对症缓解、当个快乐妈妈。

## 1 有苦难言，便秘怎么办

一般到了怀孕的第二三期，也就是中后期时，孕妇容易出现便秘或排便习惯改变的症状。有调查指出，将近五成的怀孕女性有便秘困扰，到了中后期比例更高。

当发现自己的粪便干硬，或有排便次数减少，甚至在排便时感到困难、解不干净的现象，都统称为"便秘"。这是因为孕妈咪体内的黄体激素升高，使得肠道肌肉变得松弛，再加上子宫变大、压迫直肠，导致肠胃蠕动速度变慢。此外，活动量变少，或是常吃进补、精致化、高热量的食物也是让孕妇出现便秘的主要原因。

**过多的钙、铁也可能形成便秘，在排便已经不顺畅的情况下，若又同时服用钙片、铁剂，便秘症状将更加严重**。因此，妈妈们在摄取营养食品时要留意剂量问题。

### 顺畅不卡的5招
**1. 多吃高纤蔬菜、水果及未精制的谷类：**富含纤维的食物能增加粪便体积，刺激肠道蠕动，也能吸收水分使粪便柔软，预防、改善便秘症状。临床上发现，饮食中若缺乏纤维质的摄取，可能会让

### 孕期钙质、铁质建议摄取量

| 营养素（单位） | 钙（毫克） | 铁（毫克） |
| --- | --- | --- |
| 第一孕期 | 800～1000 | 15 |
| 第二孕期 | 800～1000 | 15 |
| 第三孕期 | 800～1000 | 45 |

很多妈妈选择高热量的食物来达到较好的饱足感，这样一来也会造成体重上升的问题。

2. **足够的水分：**怀孕期间很容易出现吃不下、胃口变差的状况，甚至有人连水也喝得很少，**建议孕妇每天至少应摄取 2000 c.c. 水分**。因为纤维质在肠道形成粪便的过程中需吸走大量水分，要是只增加纤维的摄取，在水分不足的情况下反而会让粪便越来越干、硬，徒增解便的困难度。

要特别提醒的是，咖啡、茶等含有咖啡因的饮品都有利尿作用，会带走体内的水分、加重便秘。因此，最好还是通过"白开水"来补充。**另外不妨试试黑枣汁，一天喝 100～200 c.c. 有助肠子蠕动。**

而用来制作黑枣汁的加州西梅也可当作零食缓解妈妈们的便秘，每天约 6～8 颗、分早晚两次吃完。因为高纤的特质，因此食用完后必须马上喝一大杯水才能有助排便顺畅。

3. **适度的运动：**可通过增加活动量达成，例如多走路或做做简单的瑜珈动作、伸展操。

4. **补充益生菌：**适量补充酸奶，便是增加肠道益菌的方式之一。额外服用口服补充剂也会有帮助，而且也相对安全、没有副作用。不过益生菌株种类众多，不见得适合所有妈妈，针对肠道排便可观察服用一周情况才知道是否有效。

5. **需服药物时应与医师讨论：**假如以上做法都没办法改善便秘问题，应寻求医师协助开立适合孕妇使用的软便剂。千万不可自行购买软便剂或灌肠。另外，解便时不要太过用力，以免进一步又造成痔疮。

## 高纤食物排行榜

|  | 水果类 | 蔬菜类 | 五谷根茎类 | 豆类 |
|---|---|---|---|---|
| No.1 | 台湾番石榴 | 牛蒡 | 燕麦 | 黑豆 |
| No.2 | 泰国番石榴 | 红薯叶 | 莲子 | 黄豆 |
| No.3 | 梨 | 黄豆芽 | 栗子 | 红豆 |

## 2 好怕长出妊娠纹，该怎么预防

胎儿在子宫里迅速地成长，让妈妈的腹部皮肤过度膨胀、伸展，导致胶原蛋白纤维产生断裂，因而形成一条条有如小银鱼般的妊娠纹。妊娠纹大多分布在孕妇的乳房下方、腹部及大腿部位，有些妈妈在生完宝宝后妊娠纹会逐渐消失，但也有些妈妈因此留下深浅不一的纹路。

妊娠纹一旦出现，代表纤维已经受到损害，之后便很难恢复原状，因此最好做好"事前预防"。在怀孕满三个月后，可在沐浴后于腹部涂抹乳液或油状保养品并轻柔按摩，以降低皮肤紧绷干燥的程度，增加肌肉弹性。

人体要是空有蛋白质却缺乏维生素C，就无法合成胶原蛋白。因此在饮食中除了蛋白质食物之外，**适当补充富含胶质与维生素C的食物有利于肌肤保持弹性**。胶质可在口感略显黏稠、吃起来会"牵丝"的食物中找到，例如猪皮、猪脚、鸡脚、牛筋等（附带一提，植物性食物不含胶原蛋白）。维生素C则可从各种新鲜蔬果中摄取。

虽然就皮肤专科而言，目前认为妊娠纹与遗传相关，但体重不要增加太快、太多也是很重要的。我自己在怀第一胎时曾有一周胖了三公斤，快速变胖结果导致妊娠纹跟着跑出来，所以提醒妈妈们好好控制体重也能预防妊娠纹的发生。

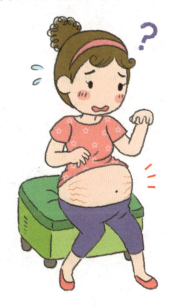

## 3 不知不觉就想吃东西、食欲大开怎么办

因为生理（初期害喜症状缓解）与心理（心情更安定）的因素，很多准妈妈到了中期常会有食欲明显增加的现象。我认为女生在怀孕期间小小地放纵食欲，补偿、犒赏自

己一下,有时候反而可以让心情更愉快。不过可别因此就失控了!一不小心体重可能就呈直线上升。基本上,还是建议你按照三阶段应增加的体重好好管理喔!

**在三餐之外,加一到两次加餐是可行的做法**。利用加餐的时间将一整天所需要的营养补足其实是很理想的。例如,早餐中若少了蛋白质,在午餐前吃一个水煮蛋或茶叶蛋,热量低又有营养,能满足自己的口腹之欲,同时宝宝也能得到好的营养。

孕妇们应避免的是经常吃饼干、零食、巧克力或蛋糕等甜食,不适合或种类过于单一的食物对妈妈及宝宝都没有好处。当胃口一来、有饥饿感时,推荐你**选择水果、豆花(配料要少加,否则热量也会高)、坚果食物、燕麦粥或一小碗凉拌毛豆都很好**。

用所需的营养成分做考虑并灵活变化种类,而非想吃什么就吃什么。只要依照正确的均衡饮食概念摄取就不怕只增热量、体重却不够营养的问题了。如果碰到什么都想吃的情况,跟家人或同事一起分享、达到解馋的目的,也就不需担心进食过量、变胖了。

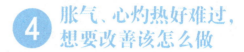

## 4 胀气、心灼热好难过,想要改善该怎么做

前面提过因荷尔蒙的改变、子宫增大,孕妇的肠胃道功能因而受到影响,其中胀气、胃食道逆流也是经常看到的症状。而吃得太多、太撑,或是过于饥饿,饮食中含有大量脂肪或油炸食物,或是有便秘现象,一下子摄取太多纤维量的人也容易导致胀气、肠胃不舒服。

我们常听到"某些食物易产气"的说法,有些蔬菜或豆类的确比较容易在人体消化过程中产生气体,例如青椒、甘薯、菜花、卷心菜……实际上却发现,不见得每个人吃进这些食物后都会产生胀气。建议你多多观察自己的饮食情形及肠胃状况,假如每次吃了某种食物后就容易发生状况,那么下次就避开它或少量食用吧!

改善肠胃不适只能从饮食习惯做起,以下方法有助你孕期降低肠胃小毛病。

1. **吃饭时专心吃饭、细嚼慢咽**，不要匆匆忙忙地吃，也不要同时还做其他事。嘴巴闭起来、细细咀嚼食物，不会把空气吞进去，也可以将食物充分磨碎，接下来进入肠胃道后才容易被吸收、消化。

2. **避免喝容易产气的碳酸饮料**，即使想喝也不要在用餐时搭配饮用。想喝果汁或其他饮料时不使用吸管，用杯子直接喝可以防止空气跑进肚子里。

3. **吃饱后不可马上躺下、坐卧或趴着睡觉**，最好站起来走动一下或适度的散步，能促进肠胃蠕动、预防胀气与消化不良。即便已经有胀气、腹部饱胀的症状，通过走动帮助打嗝、排气，让肠道内的气体顺利排出便可得到缓解。

4. 大鱼大肉或油腻的饮食，进入肠胃后因消化较慢也会造成不舒服，**应避免摄取油炸、高脂肪、过于甜腻的食物。**

## 5 身体不同部位都出现皮肤发痒现象，如何改善

因为肌肤膨胀及荷尔蒙变化的缘故，很多妈妈怀孕到中期后会出现发痒症状。其中可能以腹部最甚，可试试在搔痒的皮肤部位擦上有助保湿的乳液或护肤油。衣物以宽松、透气性较佳且吸汗的棉质为佳。洗澡时不可用过热的水搓洗，亦不再使用沐浴用品，都有助降低刺激性。

另外，也要观察是否为食物过敏引起。有些准妈妈可能孕前没有过敏病史，但怀孕时却出现令人瘙痒难耐的疹子，目前体质转变的机制还不是很明确，但你可以稍微留意一下自己所吃的食物与皮肤搔痒之间是否有关连性。假如仍不见改善或难以忍受，请向皮肤科或妇产科医师咨询。

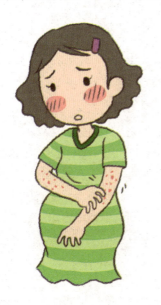

# Part 4 怀孕后期

## 7～10个月
### 关键饮食
### 实践版

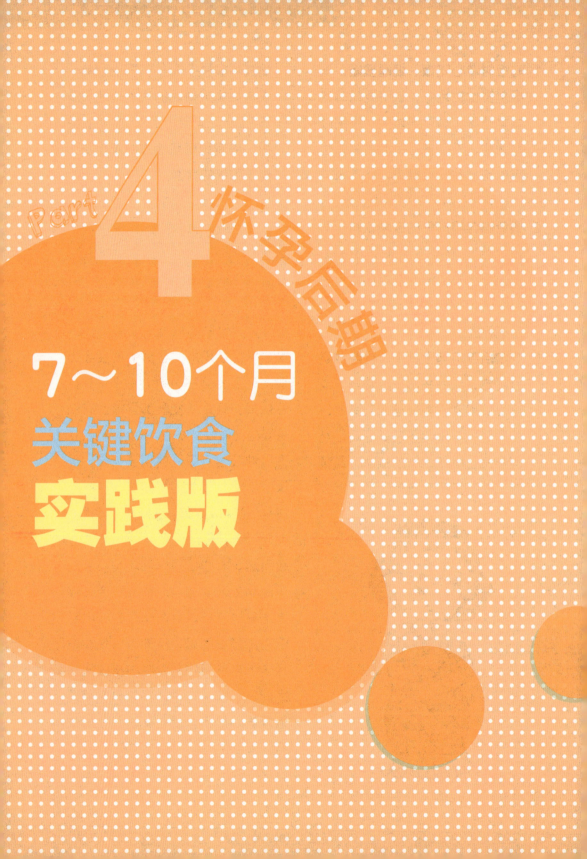

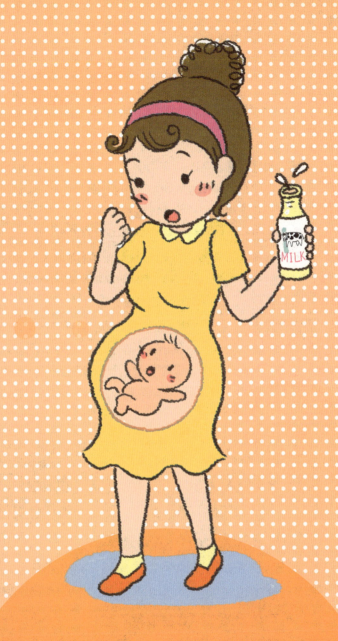

终于进入即将"卸货"的最后阶段了!
妈妈除了要继续维持均衡的饮食习惯之外,
最好也要适当地从事缓和运动,
为接下来的顺利生产做好准备,
以迎接小baby平安健康的到来!

# 孕妈咪必读 & 宝宝不可少的后期关键营养

- ◆ **怀孕周数：** 怀孕 24 ~ 40 周
- ◆ **体重变化：** 妈妈体重约增加 5 ~ 6 公斤
- ◆ **热量：** 每天需要的总热量可增加 200 ~ 300 卡，总热量约 1800 ~ 2300 卡。
- ◆ **饮食重点：** 这时孕妈咪的体重跟中期差不多，会以每周约增加 0.5 公斤的速度上升。饮食上只要多注意选择各大类当季的新鲜食材就能获得足够的营养，不用特别进补。还要小心不可摄取含盐量过高的食物，各种腌渍品、加工食品或罐头尽量别吃，清淡烹煮才是健康之道。
- ◆ **营养需求：** 宝宝的小身体里各器官都已更臻成熟，也必须要囤积脂肪、储备铁质、钙质等各类营养，以便出生后的营养供应了，因此宝宝的体重也呈现迅速的成长。这一阶段的胎儿需要大量的铁来形成血液为提供骨骼发育，对钙质的需求量也会倍增，同时也会是妈妈最该加强摄取铁与钙的时期。

## 维生素 A、钙、铁不可或缺，孕妈咪一定要摄取

从怀孕的第七个月一直到分娩，宝宝日渐长大，很多妈妈会强烈感受到大腹便便带来的不便及不适症状。也可能因此变得容易疲累，忙碌之余要记得多找时间休息，最好能在午间小睡片刻。由于后期也容易出现某些合并性的疾病，每次的产检千万别轻视！

这时有很多重要的营养素都会需要增加，所以饮食还是要务求均衡、多变化。到了接近产期的最后一两个月，胎儿的体型已接近新生儿大小，孕妇要尽量选择容易消化的食物以免消化不良。

本阶段的两大营养——钙与铁，除了可多从天然食物中获得，必要时可能也需要额外服用营养补充品，建议先询问医师及营养师。

## 必须营养素&特别推荐食物

### 必须营养1：
### 最好从天然食物中摄取的维生素A

维生素A有利于骨骼及牙齿的形成，对宝宝皮肤及黏膜细胞的健康与视觉也有重要影响。另一个与维生素A相关的β-胡萝卜素则是它的前驱物质，可在体内转化成维生素A。

一般大家以为维生素A多半以动物肝脏食品较丰富，但其实植物性的蔬菜、水果里也有不错的含量，尽量从各种不同食物中摄取会更均衡！

怀孕时妈妈固然需要足够的维生素A，但也因为它是脂溶性的营养、不易被排出体外，要是摄取太多、超过建议的摄取量，可能会对腹中的宝宝造成伤害，高剂量时甚至会造成畸胎。不过，只要你是从天然食物中获得就没有危险性。

假如你正打算或已经服用鱼肝油、复合维生素的话，要特别注意剂量问题。根据联合国粮油组织的建议，孕妇的维生素A每日摄取量为750ug（微克视黄醇当量）。

值得注意的是，在皮肤医疗方面有多种维生素A的衍生物如异维A酸和维A酸乳膏，主要用来治疗面疱与皮肤美容，会对胎儿造成极大伤害甚至有畸形危险，因此怀孕的妇女必须停止使用。

### 摄取的主要来源

动物内脏、肉类、蛋奶类、鱼油、深绿色蔬菜，以及深黄（橘）色蔬菜与水果，例如胡萝卜、木瓜、芒果、甘薯、柑橘……

### 特性

1. β-胡萝卜素不易被热破坏，与些许油脂加热烹煮后更容易被人体吸收。
2. 从天然食物中吃了较多的β-胡萝卜素后，皮肤会呈现局部黄色反应，但并不会有摄取过量、产生毒性的问题，身体会储存起来等待需要时再转化成维生素A供应使用。

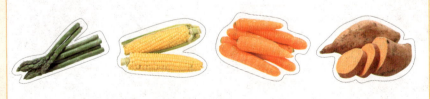

这个时期的孕妈咪必读！
优质维生素 A
食物大集合

### 蔬菜类 维生素 A 食物 TOP10

① 胡萝卜　⑥ 菠菜
② 红苋菜　⑦ 南瓜
③ 红凤菜　⑧ 茼蒿
④ 芥蓝　　⑨ 油菜
⑤ 甘薯叶　⑩ 韭菜

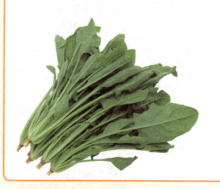

### 豆类 含量最丰富 TOP 3

① 黑豆
② 豌豆荚
③ 甜豌豆荚

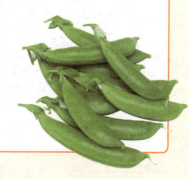

### 水果类 维生素 A 食物 TOP 5

① 圣女果　④ 木瓜
② 哈蜜瓜　⑤ 苹果
③ 芒果

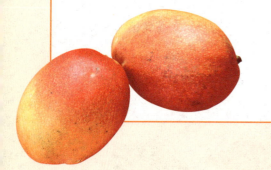

### 肉类 含量最丰富 TOP 3

① 动物肝脏
② 带皮鸡胸肉
③ 鸡翅

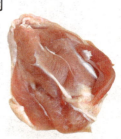

### 特别推荐高维生素 A 食谱

## 南瓜沙拉吐司

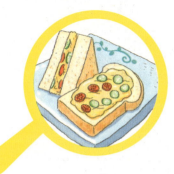

**材料**（1人份）
吐司..................2 片
南瓜..................50 克
黄瓜..................10 克
圣女果................2 颗
**调味料**
沙拉酱................1 小匙
盐....................少许

**作法**
1. 南瓜去皮，切块，放入电饭锅蒸熟，捣成均匀泥状，待凉，加入调味料混合均匀。圣女果与黄瓜均洗净，切片。
2. 将作法 1 的南瓜泥沙拉涂抹在两片吐司上，铺上黄瓜及圣女果片，组合后放入烤箱烤至表面略微金黄香酥即可。

## 豌豆浓汤

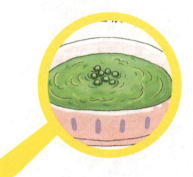

**材料**（2人份）
豌豆仁................100 克
洋葱、土豆、西芹......各 20 克
奶油..................1/2 大匙
高汤..................600c.c.
**调味料**
盐、鸡粉..............少许

**作法**
1. 青豆仁放入滚水烫熟，捞起、沥干。西芹去除粗纤维，土豆去皮，与洋葱均切小片。
2. 锅中放入奶油融化，放入洋葱及西洋芹炒出香味，加入土豆、青豆仁及水 600c.c. 略煮软，待稍凉、放入果汁机打匀，再倒回锅中以中火煮滚，加入调味料煮匀即可。

## 姜丝油菜

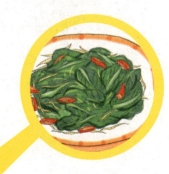

**材料**（2人份）
油菜..................300 克
红辣椒................少许
姜....................3 片
**调味料**
盐、糖................少许

**作法**
1. 油菜切除根部、洗净，切小段，红辣椒去籽、切斜片；姜切丝状。
2. 锅中倒少许油，放入姜丝炒香，加入油菜及少许水焖炒至熟，起锅前加入辣椒及调味料即可。

## 清炒胡萝卜

材料（2人份）
胡萝卜 ..................................... 1 根
葱 ............................................ 1 棵
高汤 ........................................ 2 大匙
调味料
盐 ............................................. 少许

作法
1. 胡萝卜去皮、切粗丝，葱洗净、切段备用。
2. 锅中倒少许油烧热，以小火煸炒葱段，放入萝卜丝炒至锅中油呈红黄色。
3. 加入高汤及盐，烧煮至胡萝卜软香入味即可。

## 菠菜鱼片汤

材料
菠菜 ........................................ 4 株
鱼片 ........................................ 150 克
葱 ............................................ 2 棵
调味料
A 料：
盐 ............................................. 少许
米酒、淀粉 ............................ 各 1 大匙
B 料：
盐 ............................................. 1/4 小匙
米酒 ........................................ 少许
香油 ........................................ 1 小匙

作法
1. 菠菜洗净，切除根部，洗净，切小段。葱洗净，切末。鱼片洗净，加入 A 料拌匀，腌渍 10 分钟备用。
2. 锅中倒少许油，爆香葱末，倒入水或高汤 2 杯煮滚，依序加入鱼片、菠菜及 B 料煮熟即可。

## 黑豆饭

材料（2人份）
白米、糙米 ............................ 各 1/2 杯
黑豆 ........................................ 20 克

作法
1. 黑豆及糙米均洗净，加水浸泡过夜，沥干水分。
2. 白米淘洗干净，与糙米、黑豆均放入锅中，加入 1 杯半水，按下开关煮成米饭即可。

## 必须营养 2：
## 同时为妈妈和宝宝存够骨本的钙质

　　钙质是骨骼与牙齿主要的成分，对于神经传导、肌肉收缩及维持正常血压也很重要。孕妇摄取足够的钙质才能让宝宝拥有健康的骨骼与牙齿。妈妈自己也能储存骨本、预防中年之后罹患骨质疏松症，也可降低在孕期中产生妊娠并发症的风险，例如妊娠高血压、早产及子痫前症。

　　说到补钙，大家都会想到多喝牛奶，那么牛奶当开水喝可以吗？非常不建议喔！因为牛奶还含有糖、脂肪等成分，多喝也会增加热量及饱和性脂肪的摄取。而且过多的蛋白质相对也会获得较多的磷，反而影响钙质的吸收效果。

　　也曾有妈妈问我是否可用高蛋白粉来代替牛奶？这两者同样都是优质的蛋白质来源，不同的是高蛋白粉不含脂肪、糖类，来源可能是从黄豆蛋白、米蛋白、乳清蛋白、酪蛋白而来。不过高蛋白粉并不含钙质，若有则是额外添加，所以若是想补钙，需注意包装上是否有含钙量的营养标示！

### 摄取的主要来源
　　牛奶、乳制品（如奶酪）、深色叶菜类、干豆类、小鱼干、带骨的鱼、黑芝麻等，也可食用钙质强化的食品。

### 特性
1. 钙的吸收需要维生素C、维生素D及蛋白质与其他营养素，若于餐中和其他食物一起摄取，钙质的吸收率会更好。
2. 咖啡因、高脂肪饮食，以及植物性食物里的植酸、草酸则会抑制钙质的吸收。

## 必须营养 3：
## 能促进钙吸收的维生素D

　　能促进钙吸收的维生素D也是妈妈们应特别补充的营养！研究指出，孕妇补充维生素D对新生儿的血清钙含量（骨质）具有影响，也能让宝宝拥有较佳的代谢钙质能力。

　　最容易摄取维生素D的来源是照射阳光，不过研究发现必须是在手脚都露出且不擦防晒油的情况下接受曝晒15分钟以上才能有效吸收。但对现代女性而言，平日几乎很难有晒足阳光的机会，因此需要从食物中含高油脂含量的鱼类及鱼肝油、蛋黄中获得，纯素食妈妈可自菇类食品摄取，若有额外补充需要也可在医师、营养师建议下服用营养品，以免食用过量造成反效果。

### 这个时期的孕妈咪必读！
### 优质钙质食物大集合

#### 藻类 含量最丰富 TOP 5
① 发菜
② 干裙带菜
③ 干海带
④ 熟紫菜
⑤ 洋菜

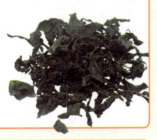

#### 蔬菜类 含量最丰富 TOP 5
① 有机石莲花
② 红苋菜
③ 芥蓝
④ 白苋菜
⑤ 甘薯叶

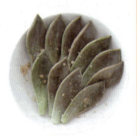

#### 坚果种子类 含量最丰富 TOP 5
① 黑芝麻
② 山粉圆
③ 无花果
④ 杏仁片
⑤ 葵瓜子

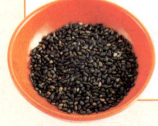

#### 豆类 含量最丰富 TOP 5
① 小方豆干
② 五香豆干
③ 冻豆腐
④ 黄豆
⑤ 青仁黑豆

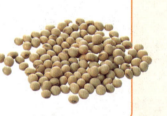

#### 乳品类 含量最丰富 TOP 3
① 奶粉
② 奶酪
③ 鲜奶

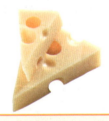

#### 鱼贝类 含量最丰富 TOP 3
① 白虾
② 淡菜
③ 小鱼干

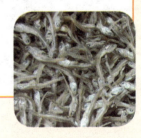

超推荐～高钙菜单

## 小鱼干炒豆干

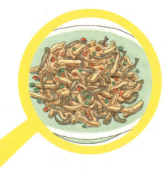

材料（1人份）
丁香鱼干.................20克
五香豆干.................2块
大蒜.....................1瓣
葱、红辣椒...............少许

调味料
米酒、糖.................少许
酱油、水............各1/2小匙

作法
1. 丁香鱼干放入滚水氽烫、去除腥味，捞出、沥干。
2. 豆干洗净，由中间横剖成两片再切条状，氽烫，捞出、沥干水分。大蒜去皮，与葱、红辣椒均切末；调味料调匀成酱料备用。
3. 锅中加少许油烧热，爆香大蒜、葱及红辣椒，放入豆干小火煸炒至微黄，加入小鱼干炒香，起锅前淋入酱料炒至上色即可。

## 秋葵烘蛋

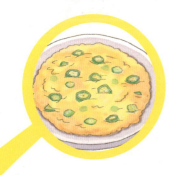

材料（2人份）
秋葵.....................5根
鸡蛋.....................3颗

调味料
盐、白胡椒粉、
黑胡椒粒...............各少许

作法
1. 鸡蛋打匀成蛋液，秋葵洗净，切成薄片。
2. 所有材料及调味料搅拌均匀，倒入热油锅中以小火烘煎至金黄，翻面再煎至熟透即可。

## 水果酸奶

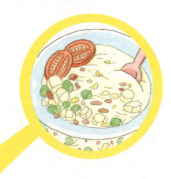

材料（1人份）
苹果、奇异果.........各半个
圣女果...................6颗
原味酸奶
........1罐（约130克）
果干.....................1大匙

作法
1. 苹果、奇异果去皮，切成一口大小的块状，圣女果去蒂，洗净，对半切开。
2. 水果材料放入大碗中，加入酸奶混合均匀，撒上果干即可。

## 糙米浆

**材料（2人份）**
糙米.....................................50克
腰果、黑芝麻.....................各1/2大匙
鸡蛋......................................2颗

**调味料**
糖........................................适量

**作法**
1. 糙米洗净，加200c.c.水浸泡6小时；腰果与黑芝麻倒入干锅中炒出香气。
2. 将作法1全部的食材倒入果汁机打成浆，倒入汤锅另加水800c.c.以小火边煮边搅拌，沸腾后再煮10分钟，熄火，加糖调味即可。

## 芝士焗烤吐司

**材料（1人份）**
厚片吐司.............................1片
芝士丝................................20克
卷心菜................................30克
胡萝卜................................10克

**调味料**
盐、黑胡椒粉.....................少许
西红柿酱.............................1小匙

**作法**
1. 胡萝卜去皮，卷心菜洗净，均切丝，放入油锅拌炒至熟，加盐及黑胡椒粉调味。
2. 吐司放入烤盘中，均匀铺上炒好的蔬菜，挤上西红柿酱、撒上芝士丝。
3. 放入已预热的烤箱中以180℃烤5~8分至芝士丝呈金黄即可。

## 杏仁片拌苋菜

**材料（2人份）**
苋菜.....................................250克
大蒜.....................................1瓣
杏仁片.................................1大匙

**调味料**
橄榄油、盐.........................适量

**作法**
1. 苋菜切除根部、洗净，切小段，放入滚水烫熟，捞出、过冰水，挤干水分。
2. 大蒜去皮、切片，与杏仁片均入烤箱烤至香味逸出，与苋菜及调味料拌匀即可。

## 洋菜三丝

**材料（2人份）**
洋菜条.................................10克
黄瓜.....................................1条
胡萝卜.................................1/2条
大蒜.....................................2瓣

**调味料**
酱油、醋、麻油、糖...........各1适量

**作法**
1. 胡萝卜去皮，与黄瓜均切丝，放入滚水氽烫，捞入冰开水中冰镇、沥干。
2. 洋菜条剪成小段，加冷开水浸泡至软化、膨胀，挤干水分。
3. 大蒜去皮，磨成泥状，加入所有调味料混合均匀成酱料。
4. 全部食材放入大碗中，淋入酱料拌匀，入冰箱冷藏至入味即可。

## 必须营养4：提供造血基础的铁质

铁质影响血红素的形成及氧气的供应，孕妇一旦缺乏容易产生头晕、疲倦、食欲不佳、抵抗力减弱等情形。由于怀孕时必须供应宝宝足够的营养及循环，妈妈的血流量会增加，因此需要补充大量铁质，尤其是孕前本身有贫血的人在怀孕一开始就更要注意铁质的摄取。

如果缺铁情况较严重，容易发生流产、早产、胎儿出生体重过低的现象。有研究发现，宝宝若有缺铁性贫血，心智发展会比较迟缓。即使有某些孕妇缺铁后仍可产下健康的宝宝，但怀孕被消耗的铁质却会让妈妈健康受损。

建议怀孕后期每天需要的铁质摄取量为45mg（1/3块手掌大小的鸭血或半个手掌大的猪肝都有约10mg含量，半碗皇帝豆则含有9mg）。它存在于动物性与植物性食物中，但其中以动物性食物中的血基质铁进入人体后吸收较好。

建议妈妈在烹调动物肝、血及红肉食物时尽量选择水煮、清蒸、凉拌的烹煮方式，如此才能真正补到营养，又不会吸收到油炸、油煎过程中多余的油脂。

### 摄取的主要来源

动物内脏、海鲜（如文蛤、蚵仔及贝类）、肉类，红肉是非常理想的铁质来源，通常颜色越红的食物，含铁量也越高。其他如深绿色蔬菜、豆类、谷、类、海藻类也可摄取到。

### 特性

1. 适量的维生素C可促进铁质的吸收，可随餐饮用新鲜鲜榨果汁或富含维生素C的水果（番石榴、柑橘类）来增加铁质，特别是吃素的妈妈。
2. 未精制的谷类、咖啡、茶、乳制品等食物都会抑制铁质的吸收，应避免与含铁量高的食物一起进食或餐后马上食用。

这个时期的孕妈咪必读！
优质铁质食物大集合

**铁质含量** 含量最丰富TOP10

① 紫菜　　⑧ 牡蛎
② 猪血　　⑨ 文蛤
③ 黑芝麻　⑩ 米豆
④ 红皮花生
⑤ 红凤菜
⑥ 干猴头菇
⑦ 猪肝

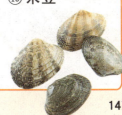

**特别推荐高铁食谱**

## 麻油红菜面条

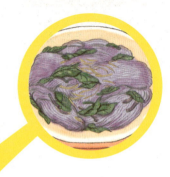

**材料**（2人份）
红凤菜 .................. 250 克
姜 ........................ 4 片
挂面 ...................... 2 把

**调味料**
植物油、麻油各 1/2 大匙
盐 ........................ 少许

**作法**
1. 红凤菜去除老梗、摘下叶片，洗净，放入滚水中氽烫，捞出、沥干。姜切丝。
2. 挂面放入滚水煮熟，捞起，以冷开水略冲一下、沥干。
3. 锅中倒入植物油，炒香姜丝，加入麻油、红凤菜及调味料炒拌均匀，最后加入挂面拌匀即可。

## 福圆养生粥

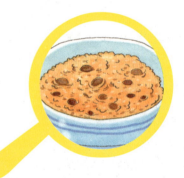

**材料**
糯米 ...................... 100 克
桂圆 ...................... 50 克
葡萄干 .................... 2 小把
水 ........................ 1500c.c.

**调味料**
米酒 ...................... 3 大匙
冰糖 ...................... 80 克

**作法**
1. 糯米洗净，泡水 2 小时后沥干。桂圆（或桂圆肉）和葡萄干加入米酒，浸泡约 1 小时，备用。
2. 取一汤锅，加入 1500c.c. 的水煮滚，加入糯米，以小火煮约 45 分钟，再加入桂圆、葡萄干米酒，续煮约 15 分钟，加入冰糖煮至溶化即可。

## 猪排寿司便当

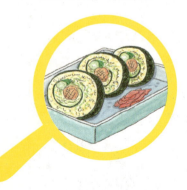

**材料**（1人份）
卷心菜 .................... 30 克
猪里脊肉 .................. 60 克
寿司用海苔 ................ 2 片
白饭 ...................... 1 碗

**调味料**
A 料：
味淋 ...................... 1/2 小匙
糖、糯米醋 ............ 各 1 小匙
B 料：
酱油、糖、盐、蒜泥少许

**作法**
1. 卷心菜叶片剥开、洗净，切丝，泡入冰水，沥干。白饭趁热加入 A 料拌匀，待凉，即成寿司饭。
2. 里脊肉洗净、均匀抹上 B 料腌渍 20 分钟，煎熟，捞起、切成条状。海苔片均匀铺上寿司饭，放入卷心菜丝、黄瓜及切好的猪排卷起，切小块即可。

## 芝麻饭

**材料（2人份）**
白米、糙米 .................... 各 1/2 杯
海苔粉 ............................ 1 小匙
黑芝麻 ............................ 1 大匙

**作法**
1. 糙米洗净，浸泡 4 小时，白米淘洗干净。两种米都分别沥干水分，入锅加 1.2 倍水量煮至开关跳起，再焖 10 分钟。
2. 黑芝麻放入干锅中略炒出香味，盛起，磨成粉状，与海苔粉均匀撒在白饭上即可。

## 猪肝粉丝

**材料**
猪肝 ................................ 60 克
小白菜 ............................ 1 株
粉丝 ................................ 1 把
姜 .................................... 2 片
葱 .................................... 1 棵

**调味料**
盐、鸡粉 ........................ 少许
米酒 ................................ 1 大匙
香油 ................................ 数滴

**作法**
1. 粉丝以冷水浸泡至软，捞起、沥干水分。姜与葱均切丝。小白菜洗净，切小段。
2. 猪肝洗净，切成 0.5 厘米片状，泡水 30 分钟，沥干，表面蘸裹少许淀粉，入滚水汆烫、捞起。
3. 锅中倒适量水煮滚，放入粉丝、姜丝及香油之外的调味料煮滚，加入小白菜及猪肝再次煮滚，起锅前撒葱末、淋入香油即可。

## 米豆饭

**材料（2人份）**
白米 ................................ 3/4 杯
米豆 ................................ 1/4 杯

**作法**
1. 米豆洗净，加水浸泡 4 小时。白米淘洗干净，两者都沥干水分。
2. 白米及米豆放入锅中，加 1 杯水煮成米饭，再焖 10 分钟即可。

## 必须营养5：
### 适当摄取有利钙质吸收更好的镁

构成牙齿与骨骼的主要成分，除了大家熟知的钙质之外，也需要有足够的"镁"来参与。此外，它也是帮助能量代谢、维持肌肉与神经正常功能的因子。

怀孕期间确保镁的摄取量充足，可减少妈妈罹患子癫前症、忧郁症及骨质疏松的风险，也可预防胎儿发育不全。要是孕妈咪有睡眠不佳的困扰，通过"钙"与"镁"的摄取有助安定神经、放松肌肉。

其实平常若能均衡饮食通常就能摄取足量的镁，不需特别补充。但因现代饮食的改变（肉食、精制饮食多），导致国人摄入的镁含量都不尽理想，所以孕妇最好格外留意自己饮食中的含镁食物是否充足。

### 摄取的主要来源

以植物性食品为主，存在于富含叶绿素的蔬菜中，如菠菜、苋菜等绿色蔬菜。胚芽、坚果种子、含麸皮的全谷类食物，也是含镁丰富的来源。

### 特性

1. 经过浸泡、煮烫加热后，食物中的镁会流失，因此要尽量减少烹煮时间。
2. 当缺乏镁时，体内的钙质会随尿液排出。
3. 饮食中的钙的摄取较多，镁也需要跟着增加，均衡的镁与钙才能维持健康。

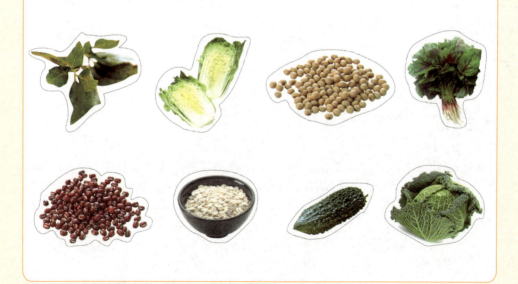

# Part 4 怀孕后期 7～10 个月关键饮食实践版

## 这个时期的孕妈咪必读！含优质镁食物大集合

### 蔬菜类 含量最丰富 TOP 5
① 白菜
② 红苋菜
③ 甘薯叶
④ 菠菜
⑤ 苜蓿芽

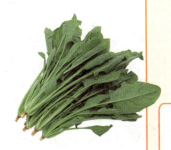

### 谷物类 含量最丰富 TOP 3
① 小麦胚芽
② 荞麦
③ 燕麦片

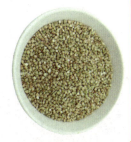

### 鱼贝类 含量最丰富 TOP 5
① 金钱鱼
② 鲜虾
③ 银鱼
④ 小卷
⑤ 海蜇皮

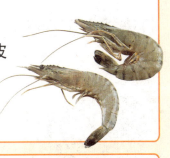

### 豆类 含量最丰富 TOP 5
① 黄豆    ④ 绿豆
② 黑豆    ⑤ 米豆
③ 红豆

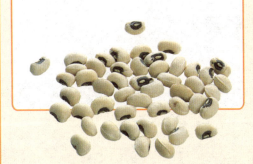

### 坚果及种子类 含量最丰富 TOP 5
① 葵瓜子    ② 白芝麻
　　　　　　③ 黑芝麻
　　　　　　④ 杏仁片
　　　　　　⑤ 芝麻酱

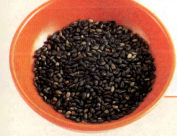

`超推荐~高镁菜单`

## 菠菜小鱼汤

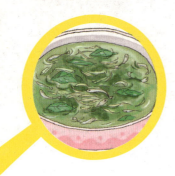

**材料**(1人份)
菠菜.....................150克
丁香鱼...................20克
姜..........................10克

**调味料**
盐、鸡粉、白胡椒粉
..............................少许
米酒.....................1/2小匙
香油.......................数滴

**作法**
1. 菠菜切除根部、洗净,切小段。丁香鱼洗净。姜切丝。
2. 锅中加水2碗,放入丁香鱼及姜丝煮滚2分钟,加入菠菜再次煮滚,加入所有调味料煮匀即可。

## 虾米拌白菜金菇

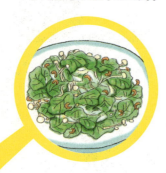

**材料**(3~4人份)
小白菜......................1把
金针菇......................1包
虾米........................1大匙
大蒜........................1瓣

**调味料**
盐、香油..................少许

**作法**
1. 小白菜洗净,切除根部;金针菇去蒂头、洗净,与小白菜均切小段。一起入滚水烫熟,捞出、沥干。
2. 虾米加水浸泡;大蒜去皮,切末,与虾米均放入倒少许油的锅中炒香,与调味料均加入作法1的食材中拌匀即可。

## 荞麦米浆

**材料**(2人份)
豆浆........................500c.c.
荞麦、白米...............各2大匙

**作法**
1. 荞麦、白米洗净,加水浸泡半小时,沥干,加等量水煮成米饭。
2. 荞麦饭与豆浆均放入果汁机搅打均匀即可。

## 后期安心养胎饮食——
## 一天的菜单推荐 Day ❶

# 日式五谷饭团、牛奶

**材料**（1人份）

五谷米饭 ................................. 1/2 杯
肉松 ........................................ 1 大匙
寿司用海苔 ............................. 1 片
牛奶 ........................................ 1 杯

**作法**

1. 五谷米洗净，加水浸泡 6 小时，沥干，加 1.2 倍水量煮成米饭。
2. 将五谷饭用饭匙拨松、待凉，分成两份，分别包入一半份量的肉松，捏成三角状。
3. 寿司用海苔剪成两份，将捏好的饭团用海苔包起即可。搭配牛奶及水果（如香蕉一根或奇异果一个）一起食用营养更均衡！

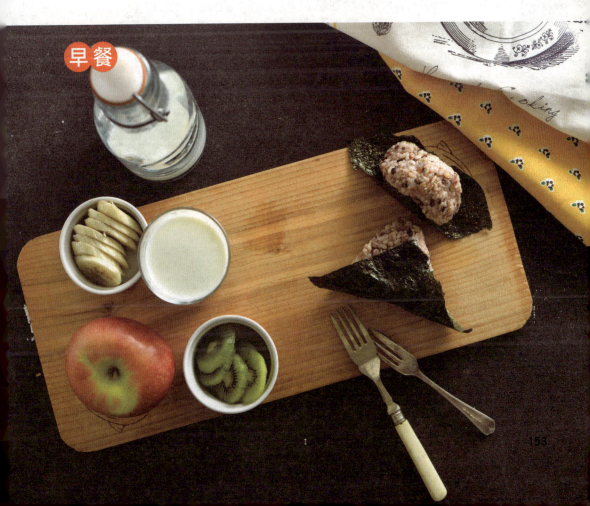

早餐

**洋葱毛豆炒牛肉**

**午餐**

## 菠菜猪肝汤

**材料**（2人份）
菠菜 .................................. 200克
猪肝 .................................. 100克
姜 ...................................... 2片

**调味料**
盐、麻油 ............................ 少许
米酒 .................................. 1小匙

**作法**
1. 菠菜去根部、洗净，切小段。猪肝洗净，入滚水快速汆烫、去血水。姜切丝。
2. 锅中倒600c.c.水煮滚，放入姜丝、猪肝、菠菜及米酒煮熟，起锅前加盐、麻油调味即可。

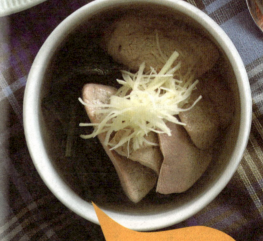

**菠菜猪肝汤**

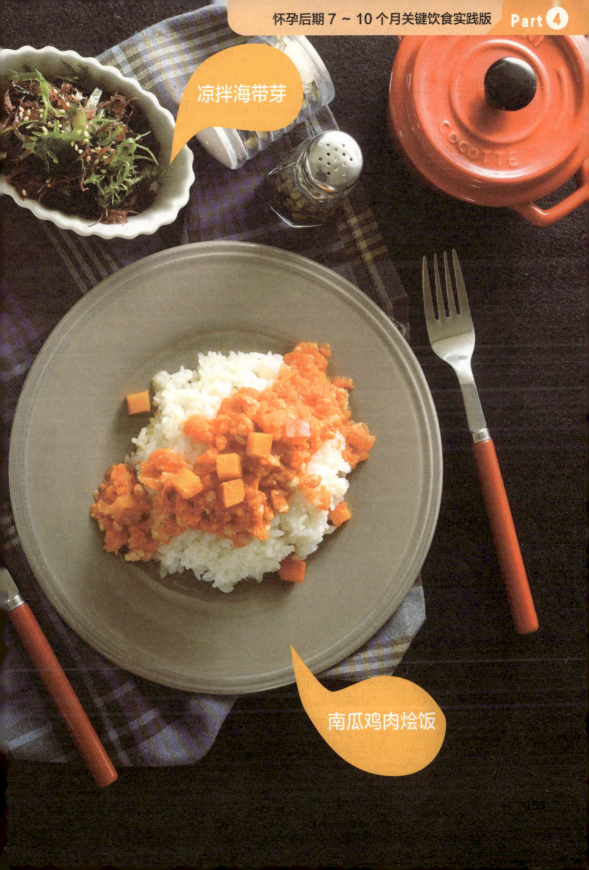

Part 4 怀孕后期 7～10 个月关键饮食实践版

凉拌海带芽

南瓜鸡肉烩饭

## 洋葱毛豆炒牛肉

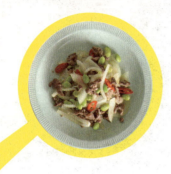

**材料**（2人份）

洋葱 .................... 20 克
毛豆 .................... 1/2 杯
牛绞肉 .................. 50 克
红辣椒 .................. 适量
大蒜 .................... 1 瓣
香油 .................... 1/2 大匙

**调味料**

盐、糖 .................. 少许
胡椒粉 .................. 1/2 小匙

**作法**

1. 洋葱洗净，切丁。大蒜去膜，与红辣椒均切成薄片备用。
2. 锅中加水煮滚，放入毛豆煮3分钟，捞起、泡入冷水，搓掉外层薄膜备用。
3. 锅中倒入香油，放入牛绞肉炒香，加入洋葱、蒜片、辣椒爆香，再加毛豆拌炒，倒少许水续焖煮3分钟。
4. 待汤汁略收干，加入调味料炒匀即可。

## 南瓜鸡肉烩饭

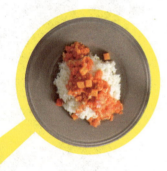

**材料**（2人份）

南瓜 .................... 120 克
鸡肉 .................... 100 克
洋葱 .................... 40 克
大蒜 .................... 3 瓣
鲜奶油 .................. 60 c.c.
米饭 .................... 2 碗

**调味料**

盐 ...................... 少许

**作法**

1. 大蒜去皮，与洋葱均切碎；南瓜、鸡肉均切丁。
2. 锅中加少许油炒香洋葱与蒜碎，加入鸡肉丁续炒，加水160c.c.煮滚，再加南瓜煮至软嫩。
3. 起锅前加鲜奶油与盐调味，淋在米饭上即可。

## 凉拌海带芽

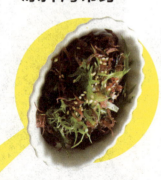

**材料**（2人份）

海带芽 .................. 1 小把
熟白芝麻 ................ 少许
大蒜 .................... 1 瓣

**调味料**

糖、白醋 ................ 适量
香油 .................... 数滴

**作法**

1. 海带芽加水泡开，放入滚水煮2～3分钟，捞起、沥干水分。大蒜去皮，切成末。
2. 全部材料与所有调味料放入大碗中混合均匀，放冰箱冷藏至入味即可。

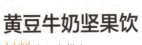
怀孕后期 7～10 个月关键饮食实践版 Part 4

## 黄豆牛奶坚果饮

**材料**（1 人份）
牛奶............................................250c.c.
煮熟黄豆......................................1 大匙
坚果......................................10～20 克

**作法**
全部材料放入果汁机中搅拌均匀即可。可搭配一碗切块的木瓜食用，营养更均衡！

点心

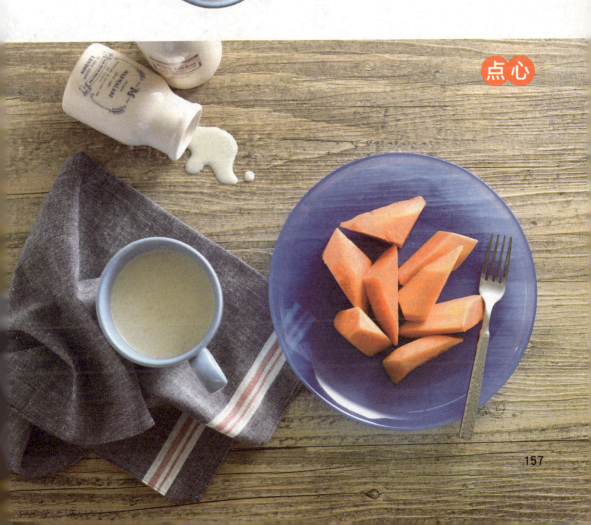

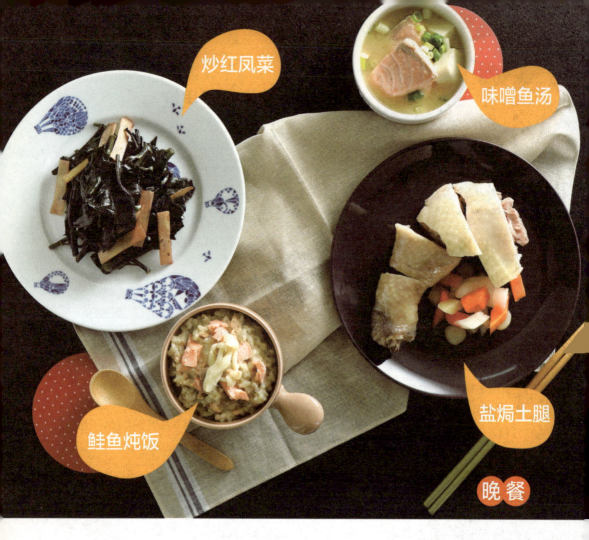

## 炒红凤菜

**材料**（2人份）
红凤菜 .................................. 250 克
姜 ............................................ 4 片

**调味料**
植物油、麻油 .................. 各 1/2 大匙
盐 ............................................ 少许

**作法**
1. 红凤菜去除老梗、摘下叶片。姜切丝。
2. 锅中倒入植物油，炒香姜丝，加入麻油、红凤菜及调味料炒拌均匀，起锅前加盐调味即可。

## 鲑鱼炖饭

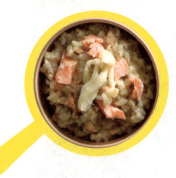

**材料**（1人份）

| | |
|---|---|
| 五谷饭 | 1碗 |
| 洋葱 | 40克 |
| 胡萝卜 | 30克 |
| 西洋芹 | 30克 |
| 洋菇 | 150克 |
| 美白菇 | 60克 |
| 鲑鱼 | 50克 |
| 鲜奶油 | 100 c.c. |
| 干酪片 | 60克 |
| 无盐奶油 | 5克 |

**调味料**

盐 ........... 少许

**作法**

1. 胡萝卜去皮，西洋芹撕除较粗茎丝，与洋葱、洋菇均切丁。美白菇切小段。
2. 鲑鱼洗净，擦干水分，放入抹少许油的锅中煎熟，取出切丁。
3. 锅中放入奶油加热至溶化，炒香洋葱，加入胡萝卜、西洋芹、洋菇及美白菇续炒，加水150 c.c.煮滚。再加鲜奶油、调味料及米饭以小火炖软，再加鲑鱼肉及干酪片煮匀即可。

## 盐焗土鸡腿

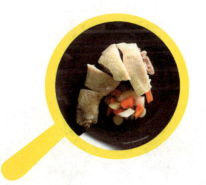

**材料**（4～5人份）

| | |
|---|---|
| 土鸡腿 | 600克 |
| 盐 | 2克 |

**作法**

1. 盐加水1000c.c.煮滚，待凉、入冰箱冷藏至冰凉；鸡腿洗净。
2. 煮一锅滚水，鸡腿放入漏勺中入热水快速汆烫、捞起反复2～3次，再将土鸡腿整只放入。
3. 以小火继续加热勿滚沸，泡煮约30分钟，捞起、放入冰盐水浸泡至冷即可。

## 味噌鱼汤

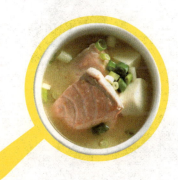

**材料**（1人份）

| | |
|---|---|
| 鲑鱼 | 80克 |
| 豆腐 | 1/2块 |
| 葱 | 1棵 |
| 柴鱼片 | 少许 |

**调味料**

| | |
|---|---|
| 盐 | 少许 |
| 味噌酱 | 1/2大匙 |
| 酱油、味淋 | 各1小匙 |

**作法**

1. 鲑鱼、豆腐洗净，切小块；葱洗净，切末。
2. 锅中倒300c.c.水煮滚，加入鲑鱼、豆腐煮滚，转小火再煮2分钟。
3. 味噌酱加热水调匀，再与酱油、味淋、盐倒均入锅中煮至化开，起锅前撒入葱末及柴鱼片即可。

**一天的菜单推荐 Day ❷**

## 烤甘薯、黑芝麻豆浆

**材料**（1人份）

| | |
|---|---|
| 豆浆 | 250c.c. |
| 黑芝麻粉 | 2大匙 |
| 烤甘薯 | 1条 |
| 葡萄 | 1碗 |

**作法**

豆浆加入黑芝麻粉拌匀即可，搭配烤甘薯及葡萄食用。

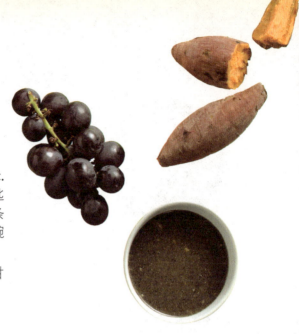

## 早餐

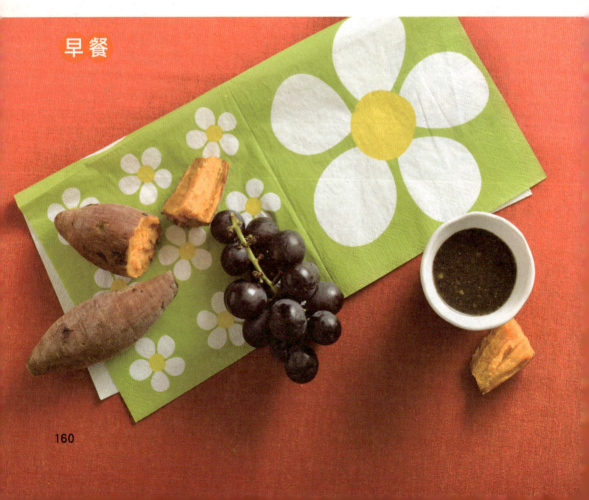

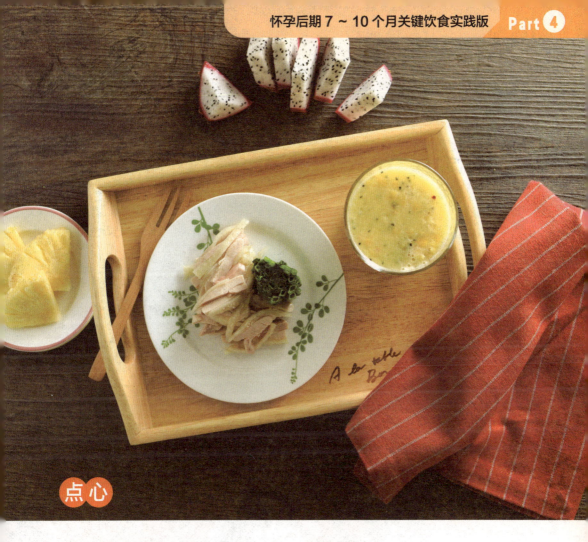

## 点心

### 火龙果百香果菠萝汁

**材料**（1人份）
百香果 .................................. 2颗
火龙果、菠萝 ..................... 各60克

**作法**
百香果挖出果汁及果籽，火龙果、菠萝均切小块。全部材料放入果汁机，加水至材料的八分满搅打均匀即可。

### 凉拌鸡丝

**材料**（1人份）
鸡胸肉 ......................... 1块约100克

**调味料**
胡椒盐 .................................. 少许

**作法**
鸡胸肉洗净，放入蒸锅蒸熟，待凉、剥成丝状，加入调味料拌匀即可。

## 午餐

### 菇菇拌饭

**材料**（2人份）
各式菇类……………………共100克
糙米…………………………………1杯

**调味料**
酱油、味淋………………………少许

**作法**
1. 糙米洗净，加水浸泡6小时，沥干；各式菇类分别处理，切成适当大小。
2. 菇类材料放入锅中干炒，加入调味料煮至汤汁收干。
3. 糙米加1.5倍水量放入电饭锅，铺上炒好的什锦菇，按下开关煮成米饭即可。

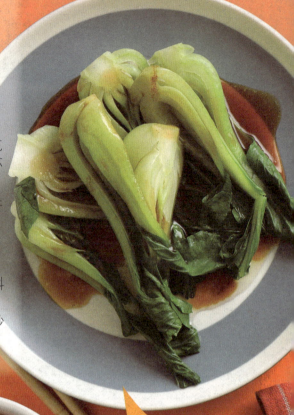

蚝油青江菜

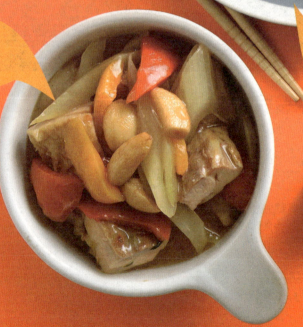

西红柿牛肉汤

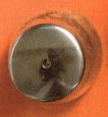

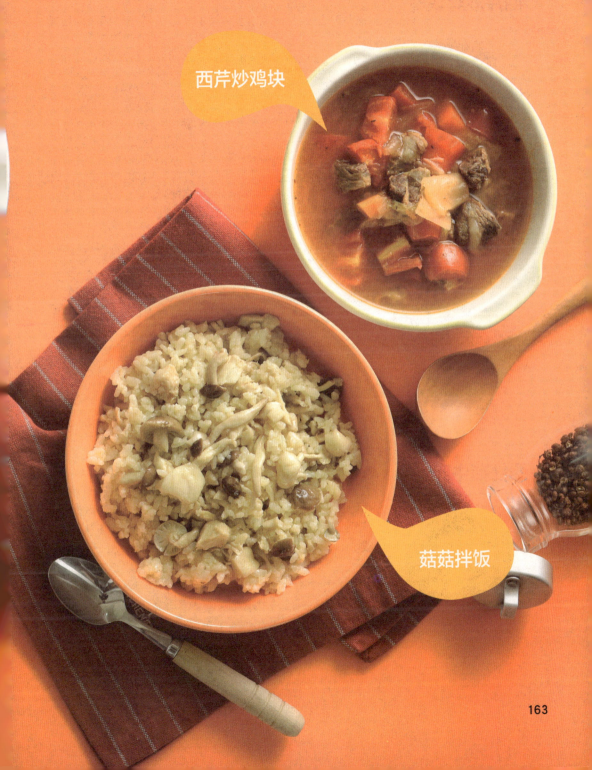

## 西芹炒鸡块

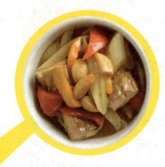

**材料**（2人份）
去骨鸡腿 ............ 1/2 只
西洋芹 ............... 200 克
红黄椒 ............... 各 40 克

**调味料**
A 料：
米酒、白胡椒粉 ...... 适量
B 料：
盐、酱油 .............. 少许

**作法**
1. 鸡腿肉洗净，切块，加调味料 A 抓匀，腌渍，入滚水汆烫、捞起备用。
2. 西洋芹撕除粗茎，洗净，斜切成小块，汆烫、捞出。红黄椒均切块状。
3. 锅中加少许油烧热，放入鸡腿肉炒香，加西芹及少许水焖煮至熟，起锅前加红黄椒及调味料 B 快炒均匀即可。

## 蚝油青江菜

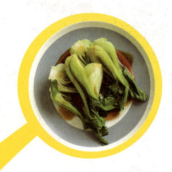

**材料**（2人份）
青江菜 ............... 250 克

**调味料**
蚝油、香油 ............ 少许

**作法**
1. 青江菜切除根部、对切一半洗净，入滚水汆烫 30 秒，捞起、沥干、盛盘。
2. 锅中倒入调味料煮滚，淋在菜上即可。

## 西红柿牛肉汤

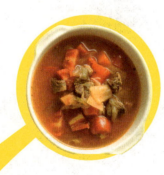

**材料**（2人份）
西红柿 ............... 1 个
牛腩 ................. 160 克
洋葱 ................. 1/4 颗
姜 ................... 1 小块

**调味料**
盐 ................... 少许
米酒 ................. 1 小匙
胡椒粉 ............... 1/4 小匙

**作法**
1. 姜洗净、切片。西红柿表皮划十字，汆烫剥除外皮，与洋葱均切块状。
2. 牛腩放入滚水加一半姜片汆烫，捞出、洗净，切一口大小，与西红柿、洋葱及剩余姜片均放入内锅。
3. 加水没过食材，再加米酒，蒸煮至开关跳起，加入胡椒粉、盐，焖 30 分钟即可。

怀孕后期7～10个月关键饮食实践版 Part 4

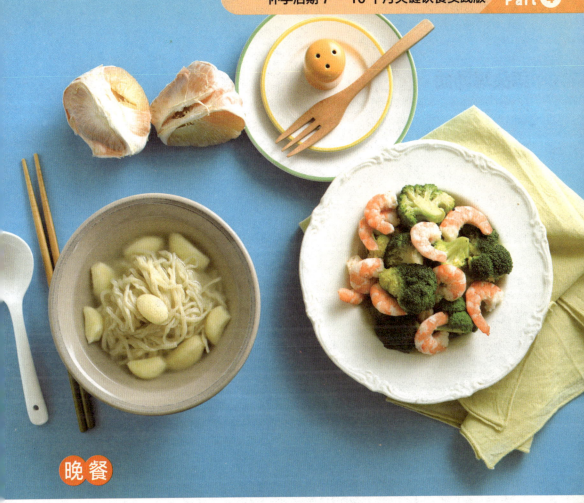

晚餐

## 椒盐拌西兰花虾仁

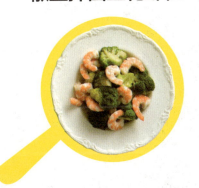

**材料**（2人份）
西兰花 ................. 250克
虾仁 ..................... 12尾

**调味料**
胡椒盐 ................. 少许

**作法**
1. 西兰花削除老皮，切小朵；虾仁去肠泥、洗净。
2. 作法1材料分别入滚水汆烫，捞出、泡入冰开水中待凉，沥干、加入调味料拌匀即可。

## 蒜头鸡汤面

**材料**（2人份）
| | |
|---|---|
| 大蒜 | 10颗 |
| 鸡腿 | 1只 |
| 面条 | 2份 |

**调味料**
盐、白胡椒粉 …………………… 适量

**作法**
1. 鸡腿切块，放入滚水汆烫，以冷水冲去杂质；大蒜洗净、去皮。
2. 面条放入滚水中煮熟，捞起、沥干。
3. 锅中放入大蒜及鸡肉，加水没过，移入电饭锅，蒸至电饭锅开关跳起，起锅前调味，淋在面条上即可。饭后水果可搭配柚子食用。

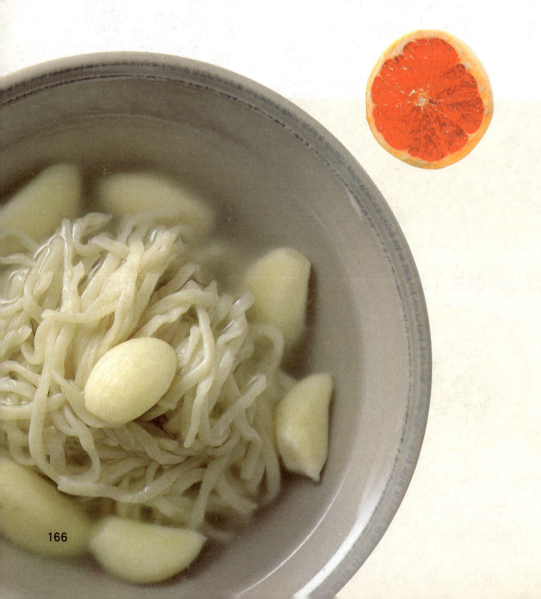

# 对症缓解——后期不适症状的对应饮食与对策

经过耐心的等待与养护,怀孕的漫长过程已迈入最后倒数期!然而,越到后期,怀孕准妈妈也会出现许多不适且令人困扰的症状,例如浮肿、失眠、腰酸背痛、抽筋等,也要小心可能出现的并发症。

别担心,只要根据个别症状妥善照护就能减轻并预防,也能让自己身心更觉轻松、愉快,当个开心妈妈喔!

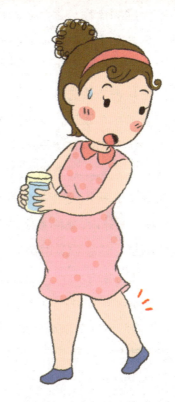

## 1 天啊!开始出现水肿,该怎么消除

越接近预产期的第三孕期,水肿是很常见的症状,其中又以脚、手及脸部最常出现肿胀情形。主要是因为逐渐长大的宝宝造成子宫的扩大,因而压迫到妈妈骨盆处的静脉、血液循环变差,水分郁积在组织内形成。如果是因为工作而必须久站或久坐的孕妈咪,腿部水肿的状况就会更加明显。

在怀孕期间因血液回流受阻造成的生理性水肿,多发生在膝盖以下的下肢部位。**只要多休息、把脚抬高、减少下肢静脉受到压迫,都可稍微缓解不适,并在生产后得到恢复。**但如果是伴随有高血压、蛋白尿的水肿,或是分布在全身的水肿现象,就要小心可能是"妊娠毒血症",通过定期产检可由医生进行诊断及适当治疗。

至于一般孕期水肿，可以这样处理：

1. **不吃太咸的食物**：水肿的孕妈咪要注意盐分（钠）的摄取，尽量采取少盐烹调法、少吃重口味食物，尤其是加工或腌渍品更要避免，否则容易因盐分摄取过多导致水肿状况加剧。至于水分，则必须适当补充，若摄取不足反而会让身体的新陈代谢变得缓慢，盐分将滞留体内，水肿会更严重！

2. **姿势调整**：休息睡觉时最好采取左侧卧姿、避免压迫下肢静脉，睡前将双腿抬高或将枕头垫在脚下20分钟，帮助血液循环更顺畅。

3. **适当活动**：要避免长时间坐着或站着，找时间休息或散步，并可适度按摩改善下肢血流情形。

4. **弹性袜及舒适衣物**：不得已需长时间久站的妈妈可以穿上适合自己的小腿弹性袜，来防止静脉曲张。注意袜子需有弹性、不用过紧，以穿起来感觉舒适为要。

另外要提醒，当体重过重或大幅增加时也有可能是水肿造成，有疑问时应马上请教你的主治医师。

## 2 经常睡到一半小腿抽筋，怎么办？

随着体重增加，孕妇双腿的负担越来越重，肌肉过度疲劳，加上变大的子宫造成下肢血液循环不佳，所以经常会在夜间睡觉时发生腿部抽筋的现象，其中又以小腿肚为好发部位。

不妨尝试以下方法，以减少腿部抽筋、僵直疼痛的情形：

**方法1. 补充正确营养**：当宝宝骨骼快速发育，代表妈妈本身的钙质也正在大量流失中，如果每天摄取的钙质又有不足时便可能发生抽筋的现象，除了多吃高钙食物之外，利用钙片将落差补充回来也是可行的（每天建议摄取应达1000 mg）。

**方法2. 保持下肢温暖**：例如穿上袜子睡觉，或是在晚上洗完澡后利用温水进行足浴，搭配几分钟简单的按摩，有助促进血液循环。

方法 3.**舒展肌肉**：抽筋时可将腿伸直，脚尖往身体方向伸展，感觉小腿筋慢慢被拉直，可缓解痉挛症状。平时利用时间多做，也能舒缓疲劳的腿部肌肉。

方法 4.**利用弹性袜适当支撑双腿**：因静脉曲张或水分滞留也会造成腿部抽筋现象，白天可穿弹性袜预防。

## 3 孕期血压上升，该怎么控制

一般在**怀孕二十周之后孕妇的血压值为"收缩压高于140mmHg、或舒张压高于90mmHg"，即称为妊娠高血压**。不论你是本来就有高血压症状或怀孕之后才被诊断出妊娠高血压的人，对母体及腹中宝宝都存在一定程度的危险性。尤其当合并有蛋白尿或水肿时则会形成"子痫前症"。因此患有高血压的孕妈咪务必要依照医师的指示调整饮食及生活，必要时也得持续地服用药物控制。通过医师开立的用药可以放心使用，并不会伤害到胎儿。

通常，**有家族性高血压病史，以及超过35岁以上的高龄产妇都属于妊娠高血压的危险族群**。体型比较肥胖，或本身有糖尿病、慢性血管性疾病的妈妈也要格外留意。因此在产检方面需配合医师，看是否需要较密集的产检安排。在家时最好也要自我监测血压，每天早晚各量一次并做记录，就医时可提供给医师参考。

至于饮食控制方面，过量的盐分会让身体的水分代谢产生困难，进而使血压升高，使症状更严重。所以应将一整天摄取的总盐量控制在3～5克以降低血

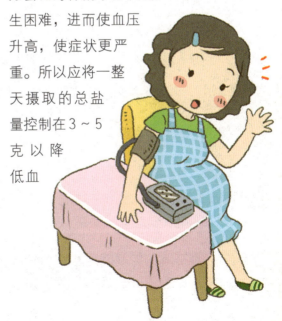

压,高热量与油炸类食物也都应尽量少吃,水要喝够。控制饮食之余,维持规律作息,比方说少熬夜、适度运动,也可有助血压稳定。

所谓的妊娠高血压,在产后约12周大多就能恢复至正常水平,要是超过12周仍有血压偏高情形,请持续就医接受治疗。

### 小心含钠地雷!这些是盐分多的食品

| | |
|---|---|
| 腌渍物 | 梅干菜、榨菜、腌黄萝卜、酱瓜、笋干、雪里红、萝卜干 |
| 肉类加工品 | 火腿、各式香肠、培根、叉烧肉、肉松 |
| 奶酪 | 加工奶酪、奶酪粉 |
| 面点类 | 点心、面包、披萨、面线 |
| 鱼(加工品) | 鱼干、竹轮、咸鱼 |
| 鱼卵、藻类 | 明太子、鳕鱼子、盐味海苔、紫菜 |
| 调理加工品 | 方便面、速成调理包、快餐汤杯、罐头水果 |

## ④ 怀孕后期体重还是不足,该如何增重

妈妈瘦,相对的胎儿体重也会较轻,这是整体热量不足的表现。

建议妈妈这时候可在均衡饮食原则下稍微多补充一点淀粉类(碳水化合物),来增加热量、提升宝宝体重。例如在三餐外另加餐,可以是米浆与甘薯(都是淀粉类)、或是红豆牛奶(淀粉加蛋白质)的组合。但尽量不要选择单糖类的甜点、饮料、汽水,或是卡路里高、营养价值却很低的空热量食物,以免造成虚胖。

虽然碳水化合物与蛋白质一样,每克都能提供4大卡的热量,但身体要是缺乏足够的碳水化合物,那么吃进的蛋白质就会被转变成热量使用,反而无法进行它重要的作用——修补、建造组织与生长发育,同样无法替宝宝有效增胖。

另一个重要营养——脂肪,虽能提供更高的热量——每克9大卡,但因为现代人脂肪摄取通常都有过剩之虞,因此还是不适合用它来填补热量喔(除非是体重过瘦的妈妈才需要积极补充)!

## 5 体重增加太多了，怎么办

假如孕妈咪到这个阶段发现体重已超过10～14公斤的理想范围，还是非常不建议在孕期当中刻意减重！

到了怀孕后期，宝宝依然正在持续长大中，羊水会增加，子宫亦随之变大，因此整体体重还是会呈现上升的状态。我们只能通过调整饮食的方式让原本体重快速增加的速度变慢一些。

为了降低热量摄取，淀粉食物的比例可减少一些，例如一餐当中已经有米饭，就不要再吃甘薯或土豆，或是以五谷饭、糙米饭取代白米饭。并可多吃纤维含量丰富的蔬菜，避免过油的饮食。

此外，水果带来的糖分同样不可小觑！如香蕉、龙眼、樱桃，其果糖含量普遍也较高，吃得太多可能也会让你摄取过多的热量。

一般妈妈对食物可能不像营养师有精确的热量概念，也难以计算自己这天是否吃进太多热量。接下来我推荐一种做法，可以让你无形之中控制好热量，同时也吃进必备的营养成分：

- 三餐都要规律饮食，但在同一餐当中**需要控制体重的孕妇（BMI值大于24者）应先吃蔬菜、接着吃蛋白质、最后才是吃淀粉食物**。这样一来，就可不知不觉地少吃一些淀粉（同理可证，瘦瘦妈妈则要先吃蛋白质、然后吃淀粉、最后才吃蔬菜）。

- 加餐的选择上有3种方法：①**以妈妈奶粉为首要选项，因为它是一种低淀粉、高蛋白质的食品**，热量与一杯低脂鲜乳相去不远。②一杯无糖豆浆加一个水煮蛋有很好的蛋白质。③或者也可直接补充高蛋白粉，一天一杯。

最后补充一个小叮咛，产检时医师都会评估胎儿大小与怀孕周数是否相符，并且观察所增加的体重到底是胖了妈妈、还是长到宝宝身上了，当再进一步排除有其他疾病的问题之后，这时妈妈们再来进行饮食的调整才能看到成效喔！

# Part 5

## 外食孕妈咪营养大补帖

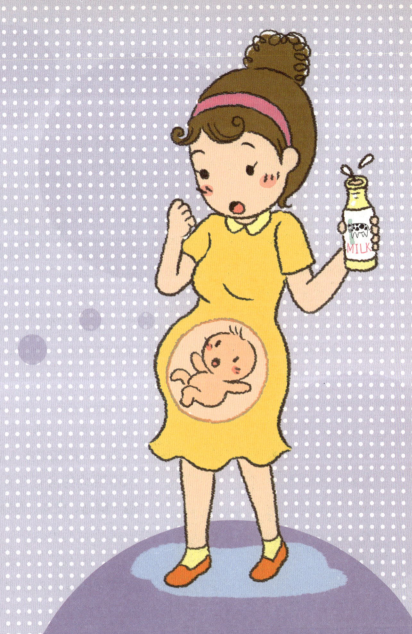

孕妈咪们因长期外食，有高达43.4%的人体重过重！
外食尽管已成了现代人最方便快速的饮食方式，
但怀孕期间在选择食物时更应留意饮食的搭配，
才不会因为摄取不均衡
导致营养不足，还吃进了一堆热量！

# 完全破解——外食看不见的 10 大陷阱大公开

现代女性周旋在职场与家庭间，在外用餐不必亲自下厨固然很方便也省下了很多时间，但恐怖的外食地雷可不少！

很多店家因考虑成本且要兼顾快速料理及菜色上的美观，无论是食材、原料的选择或是烹调方法，总不脱"高油脂、高热量"的特色。长期外食的孕妈咪们到底该怎样避免踩到那一道道看似美味，其实充满陷阱的地雷呢？

以下就要来教大家如何避开外食中最常见的 10 大风险，既选对食物也能吃得健康！

## 陷阱 1 油脂多

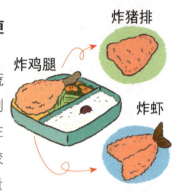

油炸是外食很常见的烹调方式，**尤其便当里的主菜（鸡腿、猪排、鱼排）更是如此。**

即使是蔬菜、豆制品也往往会使用较多的油量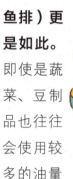来保色、增香。不但容易摄取过多油脂与热量，加上炸油大多重复使用，且油品来源不明，长期吃下来对妈妈的身体可说又是一大负担。

另外，也别忽略了食物里的隐形油脂！**例如很多人都爱的盐酥鸡，150 克大约含有 2 大匙的油，小笼包、锅贴、贡丸、香肠等碎肉制品**，或是蛋糕、小西饼、糕点，以及花生酱、美乃滋中的油脂，肉眼既不易察觉，也无法从食物中去除，不知不觉就会让孕妈咪成为吸油机。

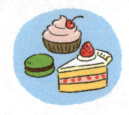 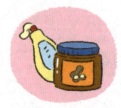 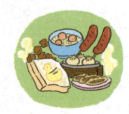

> 破解绝招

- **利用蒸、烫、炖、卤等料理方式的食物优先选**，烘烤烹调也可以，含油多的煎炸食物能避免就尽量避免。
- **吃肉前先去皮**（如鸡腿、炸物），也可避免吃到一堆油脂。多吃瘦肉不吃肥肉，例如油花过多的五花肉、牛腩要少吃。
- **平衡油脂的摄取**，如果这一天的某一餐已经包含油炸料理，其他两餐就要选择非油炸物。
- **想要摄取好油**，可以从天然的食物中，例如**从坚果类去获得**。可以在下午肚子有点饿又不会太饿时当成零食或做成坚果酱淋在青菜上。

## 陷阱 2 酱料多

很多外食都会搭配酱料一起吃，例如凉面、沙拉、干面、水饺，或是肉圆、油饭、卤味

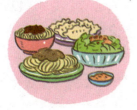

等小吃，过于重口味的料理会让妈妈们摄取过高的钠。如此一来，身体得花更多时间与力气来进行新陈代谢。

而许多看似清淡的食物其实都隐含了过多的盐分与油脂，比方说很多店家的烫青菜料理，在调味过后还会再淋上一大勺肉燥酱汁，这些都应避免食用。

> 破解绝招

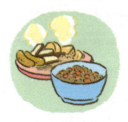 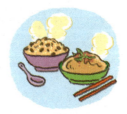

- 能从食物上去除的酱料要尽量减少。可行的话请店家调整酱料用量，或是将酱料另外盛装，就比较能控制吃下去的量。
- 如果可以接受清淡口味，能不使用酱料其实是最好的，譬如早餐吃萝卜糕、蛋饼时，不用再加任何酱料，当然最好。因为大部分外食本身的口味都已经很重，所以并不需另外添加的必要。

### 陷阱 3 盐分、调味重

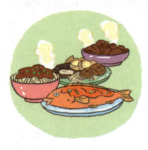

一般外食为了凸显咸、辣、酸、甜等风味，烹调上几乎都有调味过多的问题。有些食物吃起来虽然不会感到太咸，但其实是因为加了较多的糖去平衡口感的缘故。以酸酸香香的醋为例，6茶匙其实就等于含了1茶匙的盐呢！还有，大家喜欢的夜市小吃蚵仔面，含钠量也一样高得吓人喔！

大家一定要有基本观念，就是只要是口味较重的菜肴，不但调味料用得凶，其中所蕴含的盐量也大多会偏高。

**破解绝招**

- 有高血压的孕妈咪尽量挑选口味比较清淡的外食。在没有其他选择的情况下，**将食物（如卤菜、自助餐的炒菜）过水后再吃也可以**。
- 少吃酱色较厚重的食物，**酱色重**表示调味料也用得多，比如炸酱面、卤味、红烧肉、糖醋料理。
- 外食中的汤品如**酸辣汤、肉羹、牛肉汤**或是自助餐的附汤，不是钠含量过高，就是营养价值较低，孕妈咪最好少喝，以水果、鲜奶或低糖豆浆佐餐较佳。

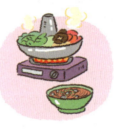 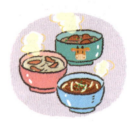

- **吃火锅不喝汤**，因为汤中的盐分过高，亦会造成孕妇水肿，不建议饮用过多。

### 陷阱 4 糖分多

大家现在都已经注意到饮料的高糖问题，店家一般也都有糖分调整的选项。要请孕妇们多留心的则是像柳橙汁、木瓜牛奶、西瓜汁等"市售鲜榨果（菜）汁"，通常100 c.c.的分量大概都需要添加10克的糖。另外，市售现打果汁的水或过程中所添加的冰块也隐藏着大肠杆菌中毒的风险，因此也要慎选

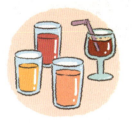
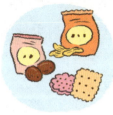
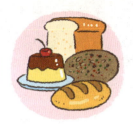

店家。

而各式各样的面包、甜点大多都是用精制糖制成。即使是听起来比较健康的杂粮面包或白吐司，糖的用量可能也不少！还有冰淇淋完全是油与糖的组合，不但热量高，对心血管也会造成负面影响。

加糖，因为市售的西瓜或木瓜牛奶果汁其实都额外加了糖。或来杯香蕉牛奶也不错，因为成熟的香蕉甜度非常高，可以不用另外加糖。当然最好的选项是请老公帮忙打一杯不加糖的鲜榨果汁，保留最多植物素，而且还有爱心加料喔！

### 破解绝招

- 餐后不要喝含糖饮料，外食已经普遍偏咸了，应选择无糖的饮品。最理想的方式就是准备茶叶、茶包、滤泡咖啡包自己泡（但是请注意每天摄取适量即可），不用担心人工添加剂，才最安心！
- 糕点、饼干、蜜饯大家已经知道要少吃，但对于很多水果干的高含糖量却一无所知。其实水果经过加工程序，制作成水果干时可能还会额外加糖。所以建议将**果干偶尔当成小零食吃就好，每次摄取以不超过一大匙较好**。
- 若是想喝鲜榨果汁要提醒店家不

##  5 分量大

早午餐或美式餐点的饮食型态大部分都份量过大，而份量多代表热量也较高哦！

轻食是现下很流行的吃法，很多人误以为这比吃饭、面的热量还要低，但分量、热量往往都超过孕妈咪真正所需。以潜艇堡套餐为例，再搭配土豆泥、薯条或蛋糕，及一杯含糖饮料或汽水，热量可能就上一千卡了。

包括许多餐厅都会推出的"主餐、副食、甜点"低价套餐组合，要小心吃得太饱、太撑，不仅会反映在你和宝宝的体重上，胃部也会提出抗议，容易造成胃酸逆流的现象。

或小吃、路边摊重复使用可耐高温的油品煎炸食物，也会带来反式脂肪酸。

> 破解绝招

- 购买咖啡或奶茶时最好先确定店家使用的是鲜奶而非奶精。
- 少吃酥皮类食品还有油炸物；而只要是**口感酥松的糕饼或面包，油脂含量也较高**，因为不知油品原料，还是尽量避开。

购买食品先看清成份标示，若是有**氢化植物油、半氢化植物油、精制植物油、植物性乳化油、植物性奶油、人造奶油、转化脂肪，英文标示 shortening、margarine 等字眼**，就别吃它！

> 破解绝招

- 虽然某些餐厅的套餐看似划算，但建议你还是先仔细想想，单点自己真正想吃且需要的食物吧！
- 当孕妈咪想吃多样化的组合或套餐时，不妨跟家人、朋友、同事多人一起分享。

## 陷阱 6 反式脂肪多

已经有许多研究指出，摄取反式脂肪可能会危害心血管的健康，提高乳腺癌、糖尿病的罹病率，也会损害孩童的生长发育与神经系统。

而反式脂肪酸经常可见于外食中，例如泡咖啡用的奶精、奶油球，烤吐司时所涂的奶油，某些含有酥油或人造奶油的饼干、中西式糕点或面包等烘焙食品都可能有较高含量的反式脂肪酸。另外，某些餐厅

## 陷阱 7 纤维少

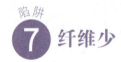

"蔬菜、水果比例偏低"是外食妈妈另一个要解决的大问题，纤维摄取不足会影响消化吸收，进而导致许多准妈妈们出现便秘症状。

即使是外食，只要多注意食材的比例搭配，孕妈咪还是有很多机会可以摄取到较接近理想值的纤维。

以蔬菜来说：

1. 已经固定配好、无法挑选菜式的盒饭，青菜量虽然较少，但还是可以**额外再买一份烫青菜或生菜沙拉来增加摄取量。**
2. 吃自助餐时只要选 1～2 样肉或鱼类当主菜，其他再**选 3～4 样以蔬菜为主的配菜。**
3. 即使是面摊，也可以增加烫青菜、海带、黄瓜或泡菜当配菜。
4. 早餐一般较难摄取到蔬菜，纤维的另一个来源——水果，也是增加纤维摄取量的好办法，餐后再搭配 1～2 份水果增加纤维的摄取。

但不建议用果汁代替水果，因为市售果汁通常都把珍贵的纤维给滤掉了。准妈妈只要事先准备好方便食用的水果，如番石榴、苹果（外皮洗净一起食用可保留较多纤维），再搭配外食或当作点心食用。

破解绝招

- 只用生菜补充膳食纤维是不够的喔！蔬菜加热煮熟后，体积会缩小，相同的一碗烫青菜会比一碗生菜的纤维含量较高。
- 膳食纤维不只出现在蔬菜水果里，全谷类食物里也很丰富，例

如**将白米饭换成糙米、五谷饭、紫米饭**；或者将白饭量减少一点，换成南瓜、山药、甘薯等根茎类食物。建议三餐当中应摄取至少一碗全谷根茎类，或是以全谷根茎类当点心，如绿豆汤、烤甘薯。

- 选择天然的完整水果，其膳食纤维约为一杯果汁的两倍多。
- 海带、菇类也含有很丰富的水溶性纤维，将杏鲍菇汆烫后蘸食少许酱料，或多利用各种菇类、海藻类食物入汤，都能补充纤维。

陷阱

## 8 淀粉、蛋白质过量

许多外食族都有"营养比例失衡"的问题，其中以淀粉与蛋白质的摄取量过多最明显。

例如很多荤食快餐、便当，为了提升饱足感，白饭主食的分量都很多。假如再多一份南瓜、土豆当配菜，一餐所吃的淀粉量早已超标。而肉类的份量也同样偏多，便当里的炸排骨、鸡腿已经很大块，有时又搭配卤蛋或炒蛋，蛋白质一样超过所需。

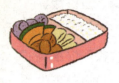
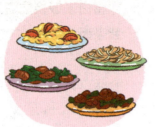

这样一来不是只有热量过高问题，也会排挤掉孕妈咪们应该多摄取的蔬菜量。

破解绝招

- 无论自助餐还是便当，尽量以"半荤菜"取代全荤菜，例如多选西红柿炒蛋、洋葱炒肉丝、芥蓝牛肉、海带结烧肉，既能减少肉类又可增加蔬菜量。
- 假如餐盒里有南瓜、甘薯、芋头等根茎类配菜，白饭就要等量减少。
- 多选择含有"优质蛋白"的食物，例如用清蒸鱼取代炸鱼排，肝连肉取代红烧肉。

## 陷阱 9 加工多

为了让食物更好看、口感更好，一般店家都会过度地加工烹调。例如先油炸再烧烤的烤肉，或是先过油再爆炒、甚至再勾芡的中式菜肴都会让食物含有过量的油脂、盐分或糖分，不利于妈妈与宝宝的健康。

更别说那些早已看不到食物原貌的加工食品，如热狗、鱼丸、鳕鱼丸、鱼板等。它们大多是用淀粉及调味料制成的，肉类、鱼浆的比例及来源不明，却经常出现在外食餐点里。

即使是素食，我们也经常看到多重加工后的制品，如素鱼、素火腿、素肉，营养价值都偏低。

破解绝招

- 选择原态、粗食的饮食型态，多吃原色原味的新鲜蔬果；肉类选看得到纹理、纤维的，如里脊猪排、肉丝。汉堡肉、热狗或火腿等肉品一定要少吃。
- 豆类食物以黄豆、毛豆为优先，经简单加工的豆腐、豆干、豆腐皮也很好，又多一道油炸功夫的豆泡、兰花干则要少吃。

## 陷阱 10 人工添加物多

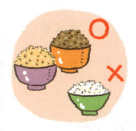
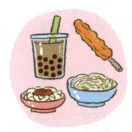

这也是加工食物的一大隐忧！比方说，自己做的面包在室温下经过一晚口感就会变差，不到几天便容易发霉，但部分市售的面包却可以放置几天、吃起来仍又香又软。里头的添加物就可能包含面包改良剂、益面剂、香精、甜味剂、色素、防腐剂等。

还有台湾地区近几年来的有关食品安全新闻，如Q弹的粉圆、黑轮、米粉、都有可能是掺有塑化剂的食品。标榜"天然"却添加了人工香精的面包，以及毒布丁事件，甚至连餐盒都染上"毒"！

虽然大部分的食品添加物都是合法使用，但站在消费者立场，无法得知业者是否有过量添加或恶意使用不能食用的添加物，这样的话就很可能对健康造成伤害。

### 破解绝招

- 尽量少吃精制的食物，例如糙米、五谷米比白米好。经过加工的食物则以原料、成分越简单的越好，如全麦吐司或三明治比菠萝包或可颂面包较理想。
- 孕妇的食材应多样化摄取、均衡饮食，不要经常吃某几种食物，可分散风险。
- 购买有包装的食品前，仔细检视成分标示，通常添加物越多、成分越是复杂难懂的，最好就不要选择它。

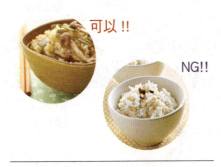

可以!!

NG!!

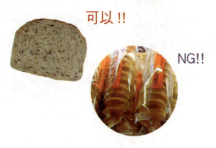

可以!!

NG!!

# 外食该怎么选？能提供宝宝均衡营养的早午晚餐大点评

妈妈外食该怎么吃？依照BMI及胎儿体重各不相同，食物选择也会有差别。一般我会将孕妇分为四种类型：

## [A型]

### 妈妈瘦 vs. 宝宝体型正常

相信这是所有孕妈咪都希望达到的目标，也是我们身为医疗人员最期待的母婴状态。

其实，只要孕期做好饮食控制，每位妈妈都可以在增加较少体重的情况下，迎接体型标准的新生儿宝宝。

像是我以前就曾遇过孕期只胖8公斤的吃素孕妇，最后宝宝出生时也达到了三千克呢！

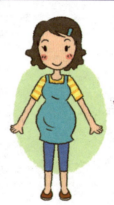
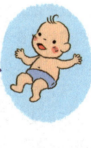

## [B型]

### 妈妈瘦 vs. 宝宝瘦

这是属于"整体热量不足"类型的妈妈，应该多补充淀粉类来获取足够的热量。除了三次正餐外，下午加餐可以选择有糖的豆浆、绿豆汤、红豆汤或全麦坚果面包。以淀粉为主，再搭配蛋白质或是油脂，才能补足热量与营养。

要是加餐只以茶叶蛋或无糖豆浆作补充，会因为整体热量不足导致蛋白质被用来充当热量、无法发挥应有的作用，宝宝还是不容易增胖喔！

## [C型]

### 妈妈胖 vs. 宝宝胖

由于怀孕期间不宜节食、减重，因此这一类型孕妇要控制正餐的淀粉与油脂量。但正餐一定要吃饱以免下午容易吃进高热量的零食，优质蛋白质则可正常摄取，蔬菜热量低，可多吃一点。

建议到第三期再增加热量即可。如果下午有点饿，用卤海带或一碗水果当加餐较好。要是吃得较多就请增加运动或散步的量吧！

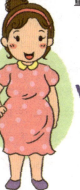

## [D型]

### 妈妈胖 vs. 宝宝瘦

有这种状况的孕妈咪在饮食上必须要积极调整。

妈妈增加的体重多代表热量足够，因此饮食不必再特别增加份量。但宝宝需要持续发育成长，所以妈妈应该增加"蛋白质"的摄取，建议吃水煮蛋、喝无糖豆浆来摄取优质蛋白质。

**请注意**

其中，属于A型的孕妈咪可以继续保持原有的饮食习惯，另外三种类型则要赶快改善唷！

## 外食妈妈的养胎 5 大技巧

想养出白嫩的健康宝宝，却不胖到自己的辣妈妈？产后想快速恢复苗条身材？不让妈妈长肉的养胎饮食 5 大技巧，一定要赶快跟着学起来！

### 技巧 1：早餐一定要吃

早餐匆忙吃或干脆不吃会造成孕妈咪上午的血糖偏低，反而容易疲累、注意力不集中，还会导致妈妈中餐不小心吃太多，摄取的热量与营养出现分配利用不均的情形，可以说极大影响了母体与宝宝的健康。

### 技巧 2：额外补充蔬果

吃新鲜的蔬菜、水果，可以摄取到较好的膳食纤维，并且平衡外食较油腻的组合。无论是时间不够只能在办公室里吃便当，或是外出餐馆觅食，务必都要多吃蔬菜、自己备好水果。市售蔬果汁通常会添加额外糖分，不建议经常用来取代完整的天然蔬果。

### 技巧 3：至少有一餐自己准备

在外饮食怎么样都比不上自家做的安心、健康。真的没空开伙，早上出门前先用电饭锅煮好饭，下班买些卤味或烤鸡，回家后快速烫个青菜、蒸条鱼，很快就可以开饭了。

### 技巧 4：当餐没吃到的部分下一餐补回来

外食种类应多样化的选择，假如这一餐的某种营养吃得不够，从下一餐或加餐补回来也是可以的。比方说早餐吃了主要由淀粉组成的三明治或汉堡，记得加餐或晚餐就要再多补充蔬果；午餐青菜不足，晚餐就多吃一点，这样就不用担心营养不均衡了。

### 技巧 5：变换菜式及用餐地点

建议妈妈们要经常更换外食菜色及餐馆，既可换换口味，也可以从不同店家推出的菜单中尽量达到"多元摄取、营养均衡"的目标。

接下来的早午餐搭配就要教你依循以上法则来实践！

外食孕妈咪营养大补帖 Part 5

# Menu

## 以"便利店"食物当早餐的孕妈咪怎么吃

| 常见主食 | 常见饮品 | 配餐点心·蔬果 |
|---|---|---|
| 面包 | 高纤豆浆 | 关东煮 |
| 大肉包 | 燕麦奶 | 盒装沙拉 |
| 贝果 | 酸奶 | 综合包装坚果 |
| 三角饭团 | 调味乳 | 切片水果、香蕉 |
| 热狗堡 | 拿铁咖啡 | 茶叶蛋 |
| 甘薯 | 蔬果汁 | 酸奶 |
|  | 牛奶 | 果冻 |

**营养师推荐的【超商组合】**
三角饭团、酸奶1杯、茶叶蛋1个
**上午加餐：** 苹果或番石榴（中型）1个

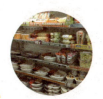

### ◆ 主食该怎么选

其中，热狗是最不建议的选项，原因是热狗跟淋在上面的酱料都是加工品。虽然有面包可补充淀粉，但缺乏好的、足量的蛋白质，盐分又高，不适合作为孕妈咪的主餐。

### 技巧1

**贝果和面包都是淀粉较多的食品，对宝宝体重正常的瘦妈妈来说是可以的。** 甘薯听起来是颇为健康的选择，但大甘薯其实等于1又1/4碗白饭的热量，是淀粉含量较高、热量不算低的食物，早餐当作主食吃较没问题，**如果是需要调整饮食的D型孕妇就不适合把甘薯当成加餐吃，但很适合B与A型孕妇吃喔！**

### 技巧2

大肉包及三角饭团既包含淀粉，比起其他选择也含多一点的蛋白质（但并不属于

适合妈妈吃喔！A、B型

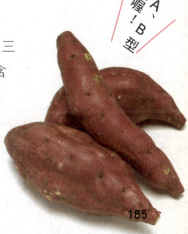

全优质的蛋白质），四种类型的孕妈咪均适用。如果想稍微控制一下体重，三角饭团会是较理想的选项。

◆ 饮品该怎么选

### 技巧1

豆浆、酸奶、牛奶是最推荐所有妈妈的早餐饮品。如果是有喝咖啡习惯的人，拿铁也可纳入选项里，因为在喝咖啡的同时顺便补充到优质蛋白——牛奶。

### 技巧2

蔬果汁适合妈妈、宝宝都瘦的B型孕妇，可以增进葡萄糖的吸收、增加热量。调味乳的蛋白质含量不如牛奶高，但糖分却较多，必须控制体重者可别常喝。

### 技巧3

超市中的豆浆选择有全糖、低糖及无糖三种。属B型的孕妇都喝正常甜度没有问题；刚好相反的C

型孕妇最好还是选低糖或无糖。但有些妈妈实在不习惯无糖的口感，或喝了就感到恶心反胃，那就不必强迫自己啦！

◆ 配餐点心、蔬果怎么选

### 技巧1

关东煮里的蔬菜是超市一族补充纤维的来源之一。玉米、萝卜、香菇也是补充营养的理想选项。不过其他如丸子、鱼豆腐都是加工食品，营养价值递减、调味又重，不建议多吃。所附的汤汁与酱料的钠含量高，喝得越多身体负担越大。

### 技巧2

一般来说并不建议孕妈咪吃代糖，因此偶尔想解馋，选择**非代糖**的酸奶当作上午加餐较理想。市售果冻由于无法确知成分是否包含代糖，最好还是避免。

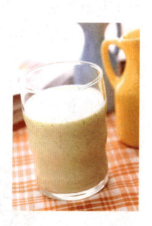

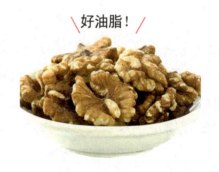

好油脂！

### 技巧 3

对于想严格执行健康饮食的孕妇来说,沙拉产品因含有未经加热煮熟的生菜,有生菌疑虑或肠胃功能不好的人就避开吧!

### 技巧 4

至于切片的水果、香蕉或是茶叶蛋,均是在淀粉类主食外增加纤维、维生素或蛋白质的好选择。

### 技巧 5

无论是当作早餐的一部分或是作为上午的加餐,坚果能提供好的油脂(不饱和脂肪酸)及优质蛋白,是很好的选择。特别是超市的坚果随手包,非常方便携带,选不加调味、不经油炸的原味产品为佳,一天不超过一大匙。

## 以"中西式早餐店"食物当早餐的孕妈咪怎么吃

| 常见主食 | | 常见饮品 |
| --- | --- | --- |
| 汉堡 | 饭团 | 豆浆 |
| 三明治 | 烧饼、油条 | 米浆 |
| 铁板面 | 萝卜糕 | 咸豆浆 |
| 萝卜糕 | 小笼包(蒸饺) | 奶茶 |
| 馒头(夹蛋) | 煎饺 | 果汁 |
| | | 咖啡 |

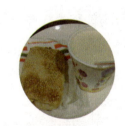

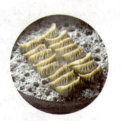

**营养师推荐的【早餐店组合】**
①馒头夹蛋、米浆 1 杯　**上午加餐:**葡萄 15 颗
②鲔鱼蛋三明治、豆浆 1 杯　**上午加餐:**梨 1 个

◆ 主食该怎么选

**技巧 1**

以中式早餐来说，**馒头夹蛋**是适合大部分孕妇且营养也比较均衡的主食。胃功能不好的人则不建议早餐吃以糯米为主角的饭团。

**技巧 2**

体型较瘦的妈妈偶尔吃一套烧饼油条也还可以，不过油条的营养价值毕竟较低且热量也较高，如果选**烧饼夹蛋**会好一些。

**技巧 3**

小笼包（蒸饺）里的肉馅大多是肥绞肉制成，跟煎饺一样有热量较高的缺点，有体重考虑的孕妇还是少吃为妙！

**技巧 4**

中西早餐店都有卖的蛋饼，看起来薄薄的、饱足感也较低。其实蛋饼皮本身的制作和油煎过

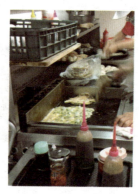

程中都含有油脂，热量并不低。如果真要吃，除一杯豆浆外最好再加一份水果做补充以增加饱足感。

**技巧 5**

喜欢吃西式早餐店汉堡的孕妈咪们，抱歉了！在不确定汉堡肉质量的情况下（是真肉、加工肉、好肉、劣质肉），我也不把它列入早餐推荐名单中喔！但如果将内馅换成鲔鱼（另一好处是不需经过大煎盘油煎），或是荷包蛋、奶酪片再加蔬菜，那么妈妈还是可以选吃汉堡的。

**技巧 6**

面条翻炒一下、淋上酱汁再打个蛋，看似饱足感十足又营养的早餐铁板面好像是很理想的选择。不过，前阵子爆发的馊水油事件也突显出这一类便利酱料包都有可能使用到隐藏性的不明油品问题，不太适合孕妈咪吃。

**技巧 7**

与中式早餐相比，西式早餐有较多的加工或腌制食品，例如培根、猪排、火腿、熏鸡，常吃易摄取过

外食孕妈咪营养大补帖 Part 5

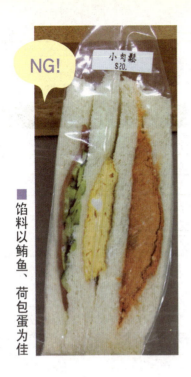

NG!
■ 馅料以鲔鱼、荷包蛋为佳

量的盐分与油脂。如果**要吃三明治，内层馅料以鲔鱼、荷包蛋为首选。**时间允许时请老板现做，少加抹酱及调味料，再多一点酸黄瓜、洋葱、西红柿，营养摄取较多样化。

◆ 饮品该怎么选

### 技巧 1

豆浆是孕妇很好的蛋白质来源，若早餐主食大多为淀粉食物（如萝卜糕、馒头）时，用一杯豆浆就能简单补足营养。基本上，中式的咸豆浆也是可以选项，肠胃不好的人则要特提醒老板别加辣油。

### 技巧 2

早餐店的奶茶、咖啡等具有乳品风味的饮料在没有营养标示的情况下，我们无法确知当中所使用的奶精成分为何，所以不建议妈妈们常常食用。除非能明确知道店家使用的是鲜奶，那就比较没问题了。

### 技巧 3

同样地，一般早餐店的果汁缺乏营养标示、成分不明。且大多都是以调味果酱加水稀释后冲泡而成的，营养价值非常低。

### 技巧 4

早餐想搭配果汁的话，选择有果渣、浓缩百分比标示的产品较优。其中我很推荐蔓越莓果汁，因为大多数的孕妈咪同时也会有泌尿道的困扰。早餐喝蔓越莓汁补充营养又能兼做天然保养，很不错唷（胃功能不佳的妈妈则建议午、晚餐饭后饮用）！

## 在"小吃、面店"外食的孕妈咪怎么吃

| 主食 | | 汤品 | 小菜 |
|---|---|---|---|
| 肉燥意面 | 酸辣汤饺 | 青菜蛋花汤 | 蒜泥白肉 | 猪头皮、猪耳朵 |
| 馄饨面 | 阳春面 | 贡丸汤 | 肝连 | 烫青菜 |
| 猪肝面 | 榨菜肉丝面 | 酸辣汤 | 凉拌黄瓜 | 卤海带、豆干、卤蛋 |
| 麻酱面 | 肉羹面 | 猪肝汤 | 凉拌干丝 | 凉拌海带丝 |
| 米粉汤 | 卤肉饭、鸡肉饭 | 猪血汤 | 皮蛋豆腐 | 三色蛋 |
| 红油抄手 | 水饺 | 萝卜排骨汤 | 嘴边肉 | |
| | | 猪肠汤 | | |

**营养师推荐的【面店组合】**

①鸡肉饭1碗、青菜蛋花汤、烫青菜1盘、嘴边肉　**下午加餐：** 菠萝1碗

②猪肝面、烫青菜1盘、卤豆干2片　**下午加餐：** 香蕉1根

◆ **主食这样吃**

### 技巧1

肉燥意面、麻酱面、炸酱面、红油抄手这一类干面主食加了许多调味料及紧紧裹在食物上的油脂，热量较高也较油。建议主食还是以汤面、汤米粉为主，但不要把面汤都喝完，将胃腾出一些空间好补充含有纤维、蛋白质的小菜。

### 技巧2

水饺里的内馅多半是较肥的绞肉制成，千万别只点了一小盘水饺就以为可以同时摄取到蔬菜跟蛋白质了。建议再多加一道烫青菜及蛋类小菜，或者加点一碗青菜蛋花汤、青菜豆腐汤。

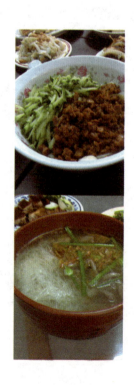

### 技巧 3

一般面店的肉羹多半裹了不少粉料,没办法摄取到足量的优质蛋白。相较之下,榨菜肉丝面的肉丝就很单纯,榨菜虽是腌渍品、不宜多吃,但至少可以挑出来少吃一点就可以了,或者可以把它当做一种纤维的摄取来源。像我自己怀三次胎的初期都会反胃,外食最常点的就是榨菜肉丝面,因为口味丰富,较能引起食欲。当孕妈咪胃口不好时,我们仍以优先吃得下为主!

◆ 饮品这样吃

### 技巧 4

青菜蛋花汤、猪肝汤、猪血汤都是不错选择。贡丸汤里的贡丸就算店家标榜是"手工制作"也无法知道究竟是真肉还是加工品,且大多使用了较多调味料,并不是餐中用来补充蛋白质的理想选项。

### 技巧 5

萝卜排骨汤原则上也是可以选的汤品,但是要注意店家所使用的是排骨还是排骨酥。有些小吃面摊的萝卜排骨汤,是将排骨先裹粉炸了、加萝卜后再入笼蒸,不但多了道油炸的手续,外层的粉料也提供了额外的热量。单纯排骨加萝卜的汤较能吃到好的蛋白质。

### 技巧 6

如果妈妈们想选酸辣汤,我认为也没什么关系。对某些孕妇来说可能会有胃口不好的困扰,而酸辣的食物又特别能勾起食欲的话,那就选它吧!尤其是当妈妈宝宝都偏瘦的情况下,能吃得下才是最重要的。

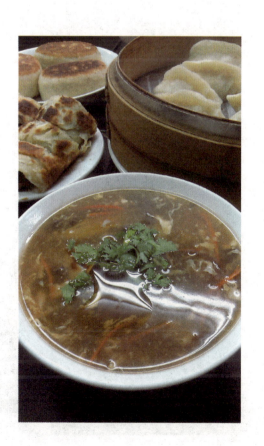

◆ **小菜该怎么选**

**技巧 1**

蒜泥白肉听起来是水煮的、好像比较健康，事实上一般面店多选用能增加口感、较肥的五花肉，并不是孕妈咪理想的优质蛋白来源。假如店家提供的是瘦肉片，那就可以放心吃了。

**技巧 2**

除了烫青菜之外，卤海带、凉拌海带丝可以补充碘及纤维；猪肝连、豆干、卤蛋、皮蛋豆腐、三色蛋则含有不错的蛋白质，都很适合作为主食的配菜。

**技巧 3**

通常我蛮推荐动物内脏类的食物，例如猪心、猪肝、猪血这一类食物拥有很优质的蛋白质，加上热量低，还能补充辅酶Q10。不过，如果是猪肠子的话，就比较不建议食用了，这是很典型属于高热量、高脂肪、高胆固醇的蛋白质。

◆ **主食该怎么选**

市售的饭盒蔬菜量多严重不足，以超商便当为例，蔬菜量都不足 1 份，有多种品项甚至未达 0.5 份（尤其烩饭、焗饭餐盒、部分面食更少）。妈妈们**最好再多加一份烫青菜或高纤的蔬菜料理、没有滤渣的蔬果汁**，否则纤维摄取不足、恐怕容易引发便秘症状。

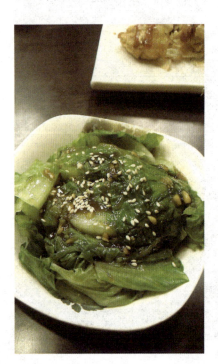

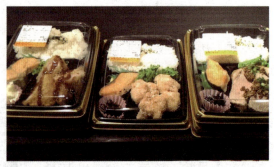

■ 市售便当蔬菜量不足，需额外补充。

## 以"外卖便当"当午餐的孕妈咪怎么吃

| 盒饭 | | 炒饭烩饭 | 小菜 |
|---|---|---|---|
| 卤鸡腿饭 | 焢肉便当 | 虾仁蛋炒饭 | 卤豆干 |
| 照烧卤排骨饭 | 炸鸡排饭 | 肉丝蛋炒饭 | 卤蛋 |
| 鱼排饭 | 虾排饭 | 火腿蛋炒饭 | 酸菜 |
| 日式烧肉饭 | 蒜味烤肉饭 | 牛肉烩饭 | 腌萝卜干 |
| 卡啦鸡腿饭 | | 什锦海鲜烩饭 | 笋丝 |
| | | 羊肉烩饭 | |

**营养师推荐的【便当组合】**
主食外最好能有4种菜品,其中只要1~2道是蛋白质(如卤鸡腿)即可,并且包含至少两种的"纯蔬菜"菜品。

### 技巧1

若想要从鱼排中获得好的蛋白质,一般而言比较困难。因为这些餐盒里实际的鱼肉都很薄,大部分的面积都裹上了炸粉。而虾排所使用的原料也无法确定是不是质量良好的鱼浆,因此都不建议经常吃这类食物,尤其是妈宝都胖的人更要避开!

### 技巧2

如果单独只吃蛋炒饭类的盒饭,蛋白质跟纤维含量明显不够,而且饭跟蛋都很会吸油,热量高,饱足感通常没办法维持很久。

### 技巧3

便当主菜多以裹粉油炸、油煎等高油方式烹调,如炸排骨、香酥鸡腿、煎鱼排。即使是烧肉,选择的肉类也多以五花肉为主,油脂摄取量都会超标。建议少食。

### 技巧4

便当店常见附赠一瓶乳酸饮料、冬瓜茶等含糖饮料,虽热量仅约 100 卡，但因营养价值偏低，属于空热量，那还不如不喝。

**技巧 5**

便当里的配菜，如腌萝卜干或酸菜这一类的腌渍食物，因为不确定使用了哪些添加物，建议不要吃。平常如果有亲朋好友自制的、明确知道原料的腌制食物，倒是不反对孕妇妈妈们偶尔把它们当作开胃小菜。

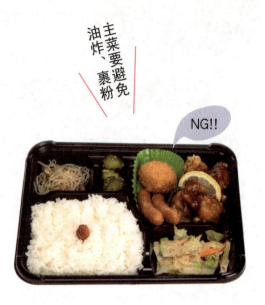

主菜要避免油炸、裹粉

NG!!

## Menu

### 以"快餐"当午餐的孕妈咪怎么吃

| 主食 | | 副食 | | 饮料 |
|---|---|---|---|---|
| 蛋堡 | 麦香鸡汉堡 | 薯条 | 薯饼 | 巧克力 |
| 麦香鱼堡 | 卡拉鸡腿堡 | 烤鸡翅 | 玉米 | 红茶 |
| 烤鸡腿堡 | 热狗堡 | 炸鸡 | 鸡块 | 美式咖啡 |
| 米汉堡 | 鲜蔬堡 | 苹果派 | 玉米浓汤 | 草莓奶昔 |
| 松饼餐 | | | 鲜蔬沙拉 | 鸡肉总汇沙拉 | 柳橙汁 |
| | | | | 鲜乳 |
| | | | | 圣代、冰淇淋 |

**营养师推荐的【快餐组合】**
①烤鸡腿堡、鲜蔬沙拉（少量和风酱汁）、鲜奶
②鲜蔬堡、鸡肉总汇沙拉、热巧克力

### ◆ 主食该怎么选

#### 技巧 1

西式快餐通常多是高脂肪的食物，膳食纤维的量也不足够。虽然目前很多店家已经增加了一些蔬菜品项，但仍以生菜居多，建议妈妈自己再多补充一份水果或蔬菜汤。

#### 技巧 2

汉堡主食中，蛋堡是相对较健康的选项，可以**补充蔬果的鲜蔬堡也很理想**。想同时摄取蛋白质的话，**烤鸡堡比油炸过的香鸡堡、炸鱼堡较好**。由米饭、蔬菜与肉或海鲜组成的米汉堡则是想摄取另一种淀粉主食的选择。

#### 技巧 3

松饼餐属于高糖分的精制淀粉食物，食用后血糖容易快速上升，虽然会提升血清素让心情愉快，但分量不多、饱足感维持不了很久，血糖又会迅速下降，让孕妈咪下午的体力、精神与思考力都跟着变差。

#### 技巧 4

对不得已必须经常外食的妈妈，通常我会觉得这类型的连锁餐厅在食材上至少有一定的稳定度、是可被规范的，在食品安全方面较有保障。

#### 技巧 5

目前一般的连锁快餐店大多都已经为餐点加注营养标示及热量，有些可在用餐纸上看到，也可在这些店家的官方网站上查询。如果你是喜爱快餐的妈妈，事前先做做功课再点餐，一样可以尽量让营养再均衡一点。

### ◆ 副食该怎么选

快餐薯条最常见的"加盐又加西红柿酱"的吃法，钠含量太高，最好不要再使用附加的西红柿酱包。更理想的吃法是请店家另做不加盐的处理，不妨开口问一下，就可以减少盐份含钠量的摄取。

#### 技巧 1

可乐饼、薯饼比起薯条加了更多添加物，钠含量更高，入油锅后吸油量也比较惊人，尽量别选它。

#### 技巧 2

外皮很酥脆、内馅香甜的苹果

派看起来小小的，但是热量与油脂都不少，并不能当成用来摄取水果的好选择。

鸡肉成分与来源。相比之下，以鸡腿肉为原料再裹粉油炸的炸鸡会是偶尔想吃香酥炸物时的建议。

技巧 3

用压模制成的小鸡块添加了比较多的调味料，且无从得知其中的

◆ 饮品、点心该怎么选

热巧克力、红茶、咖啡，我觉得适量摄取都可以，但柳橙汁、苹

## 以"自助餐"当晚餐的孕妈咪怎么吃

| 蛋/豆制品/海鲜类 | | 肉/鱼类 | |
| --- | --- | --- | --- |
| 西红柿炒蛋 | 菜脯蛋 | 糖醋排骨 | 蒜泥白肉 |
| 三色蛋 | 卤油豆腐 | 蒸瓜子肉饼 | 炸猪排/炸鸡腿 |
| 酸菜炒面肠 | 芹菜炒豆皮 | 干煎虱目鱼 | 干煎咸鱼 |
| 木耳烧豆腐 | 海带结卤面轮 | 茄汁鱼片 | 香酥喜相逢 |
| 沙茶炒鱿鱼 | 花枝炒韭菜 | 干煎鲑鱼片 | 黑胡椒牛柳 |
| 豆豉鲜炒鲜蚵 | 凉拌海蜇皮 | 卤鸡腿 | 香酥鸡翅 |

| 蔬菜类 | | | |
| --- | --- | --- | --- |
| 炒豆芽三丝 | 苦瓜豆豉小鱼干 | 白菜卤 | 什锦炒粉丝 |
| 红烧冬瓜 | 丝瓜烩蟹肉丝 | 培根卷心菜 | 花椰菜炒贡丸片 |
| 鱼香茄子 | 蒜味四季豆 | | |

**营养师推荐的【自助餐组合】**
①白饭（如果有十谷饭更好）1 碗、蔬菜 2 种、卤鸡腿 1 只（去皮为宜）、凉拌豆腐 1 小块
②白饭 1 碗、2 种青菜、鱼 1 小条（非油炸）、炒芹菜豆干

果汁等果汁饮料,不见得是百分之百的纯果汁,不能以为喝了这一杯就补充到纤维质、维生素,或用果汁来取代每天应该吃的新鲜水果。

天气炎热时,想来点冰冰凉凉的冰淇淋倒也无妨,有人或许会想体温是否会因此降低、不利体质。其实,人体的机制会自我平衡低温状态,不过对某些较敏感的孕妈咪而言,的确会有人吃冰后会感到发冷、不舒服。所以吃不吃冰不妨视个人状况来做选择。

◆ **主食该怎么选**

自助餐的优点在于菜品种类多样化,而且也包含了妈妈们所需的六大类营养,其实是外食者可一次摄取均衡饮食的好地方。不过,通常也有重口味、偏油的特点,对热量、盐分有考虑的人在选取时要优化。

**技巧 1**

除了饭、面主食之外,自助餐店提供了丰富多选择的淀粉类食物,例如莲藕、南瓜、土豆等,这些都是很优质的淀粉,可以提供妈妈与宝宝充足的能量。

**技巧 2**

小吃、面店"一碗面、一道汤"(例如麻酱面跟青菜豆腐汤)便打发的组合,与自助餐"白饭配菜"的吃法,前者的营养及口感上都比较单调。

◆ **配食该怎么选**

无论是糖醋排骨、宫保鸡丁、糖醋鱼、咕老肉等的料理,所含有的蛋白质成分较少。它们都是先裹粉再油炸、入锅快炒,工序多、吸油多,不建议放入孕妈咪的餐盘里。

**技巧 1**

肉类料理中的叉烧肉、红烧猪肉以肥肉居多,尽量别选!假如有**红烧鸡、葱油鸡、炒肉片、炒肉丝等菜品,才是摄取优质蛋白的理想来源。**

### 技巧 2

在外食的选择上，自助餐也可获得植物性蛋白质，豆类、豆制品样式众多，例如什锦豆腐、凉拌大豆干、炒四季豆等。而豆干丝、兰花干或油豆腐含油量高，不建议选这些豆制品。

### 技巧 3

为了保持鲜艳颜色、增加口感，热炒方式的茄子、丝瓜多经过油处理，太油腻啦！不建议多吃。

### 技巧 4

很多自助餐店都有蚂蚁上树这道菜，主要的食材——粉丝，是和主食类型相同的淀粉类，而在炒的时候又会放很多油，尽量不要选。不过，属于 B 型的瘦妈咪则多吃无妨。

### 技巧 5

很多自助餐都会附赠冬瓜茶或红茶，热量虽不是很高，但营养价值低，空有热量，最好少喝。

各种生鲜的肉类、海产能提供很优质的动物蛋白，牛、羊肉还能补铁。菜盘里的加工丸子、饺子类及半成品的火锅料请放弃，换成其他新鲜食材，如豆腐（比油炸过的豆皮好，清淡且没有不明油品的疑虑）、菇类。

蘸酱部分如果能不碰最好，食材新鲜的话，清烫就很美味。**如果一定要使用蘸酱，多使用葱、姜、蒜等辛香料，搭配少许酱油及醋就有提味效果**，麻油、花生酱、沙茶酱、辣椒酱这些调味料都太油、热量也太高了。过重的调味对有高血压、水肿或须限制钠摄取量的孕妈咪而言，都会更加重症状。

包括火锅锅底的高汤，因为不是自己制作，无法确知是天然食材熬煮的，还是用浓缩调味粉去调出来的。一般钠含量也都偏高，浅尝几口即止。

除了自助餐之外，一人份的涮涮锅也是外食妈妈可以用来补充足够且新鲜的蔬菜与肉类的好选择喔！假如能吃原味锅就是很健康的水煮、氽烫料理。但蔬菜最好烫煮至熟便捞起，以免其中丰富的维生素C及复合维生素B、矿物质等水溶性营养都流失了。

## Menu

### 以"日式料理"当晚餐的孕妈咪怎么吃

| 主食（饭、面） | | 配菜·汤·锅物 | |
|---|---|---|---|
| 炒乌龙面 | 月见乌冬面 | 烤秋刀鱼 | 烤柳叶鱼 |
| 荞麦凉面 | 荞麦汤面 | 烤鱼下巴 | 鱼味噌烧 |
| 牛肉盖饭 | 亲子盖饭 | 野菜天妇罗 | 日式猪排 |
| 猪排饭 | 鳗鱼饭 | 和风沙拉 | 炸牛蒡 |
| 茶泡饭 | 火焰虾炒饭 | 扬出豆腐 | 土瓶蒸 |
| 鲑鱼饭团 | 综合生鱼片 | 茶碗蒸 | 鱼头味噌汤 |
| | | 鱼片姜丝汤 | 海带汤 |

| 寿司 | | | |
|---|---|---|---|
| 海苔寿司 | 豆皮寿司 | 花寿司 | 黄瓜寿司 |
| 芦笋手卷 | 虾手卷 | 鳗鱼寿司 | 鲑鱼卵寿司 |
| 海胆寿司 | 蛋寿司 | | |

**营养师推荐的【日式料理组合】**
①鲑鱼饭团、野菜天妇罗、海带汤
②芦笋手卷、烤秋刀鱼、土瓶蒸

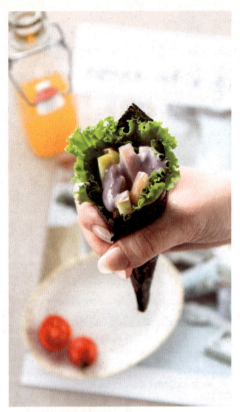

■食用前注意热量加总

需要控制热量的妈妈食用之前记得先加总一下喔!

### 技巧3

寿司原则上都可以吃,但是**加了海胆、鲑鱼卵或鱼片,不确定质量的情况下还是别选的好。**

## ◆ 主食该怎么选

### 技巧1

**月见乌龙面因为含有生鸡蛋,不建议选。**亲子盖饭上淋的蛋液大多只有半熟程度,有时候还会打上一整颗的生蛋,点餐时记得请店家务必煮到全熟。

### 技巧2

牛肉盖饭看起来好像很营养,但为了口感缘故,使用的多为牛身上为脂肪含量较高的部位,热量其实并不低,可以说跟一个鸡排便当差不多呢!假如还要再点其他配菜或汤品,可能一餐的热量就超过了。**需控制体重的妈妈点餐之前要三思!**

### 技巧3

清淡爽口的茶泡饭对肠胃功能

## ◆ 寿司该怎么选

### 技巧1

日式料理的食物通常加工、添加物相对较少、口味也偏清淡,孕妇要考虑的饮食问题比较单纯。

### 技巧2

切成小块状的寿司卷无论是海苔寿司、花寿司、虾寿司……每个的热量大约是50卡至80卡左右的,

比较不好的妈妈来说不易消化。特别是**有孕吐症状者，更要避免这种干湿混合的吃法。**

### 技巧 4

虽然不建议怀孕女性点生鱼片来吃，但真想吃的话，我会建议你挑选有口碑、坚守质量的日式餐厅，并且在点菜之前先请教店家当天采购的鱼况。考虑到重金属污染问题，尽量挑选中小型的鱼种较佳。

原貌，但记得请店家将肉类及蛋类都要烹调到全熟才行。

### 技巧 3

烤鱼下巴、烤秋刀鱼、烤柳叶鱼都可以为妈妈和宝宝补充很优质的蛋白质，是很营养的选择。其中，鱼下巴含有丰富的胶原蛋白，也跟秋刀鱼一样能摄取到高度的不饱和脂肪酸。而连鱼骨都可食用的柳叶鱼则又提供了钙质。

◆ 配菜该怎么选

如果餐馆没有提供新鲜蔬菜料理，或孕妈咪这一天里没有办法吃到足够的青菜，那么野菜天妇罗勉强可以作为你摄取纤维的选择。

### 技巧 1

牛蒡是很高纤的食材，同时含有多种矿物质、胺基酸等营养，是营养价值很完整的蔬菜。如果炸牛蒡能改成凉拌作法会更好唷！

### 技巧 2

若是有铁板烧方式的料理也可列入选择，因为它呈现的多为食材

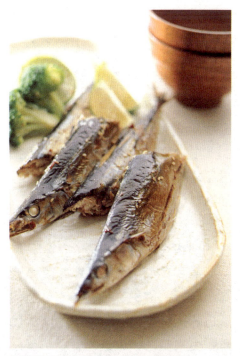

■ 烤秋刀鱼是不错的蛋白质来源

# Menu

## 以"泰式料理"当晚餐的孕妈咪怎么吃

| 主食 | 主菜 | 蔬食 | 凉拌·开胃菜 |
|---|---|---|---|
| 香米饭 | 月亮虾饼 | 酥炸软壳蟹 | 虾酱西兰花 | 酸辣生虾 |
| 泰式炒河粉 | 椒麻鸡 | 香茅什锦海鲜 | 鱼露四季豆 | 凉拌果香花枝 |
| 菠萝炒饭 | 泰味酸辣鸡肉 | 泰式咖喱螃蟹 | 云酱烧茄子 | 凉拌粉丝 |
| 虾酱炒饭 | 清蒸柠檬鱼片 | 辣炒打抛猪 | 清炒空心菜 | |
| | 红/绿咖喱椰汁鸡肉 | | 汤品 | |
| | | | 青木瓜鸡汤 | |
| | | | 咖喱牛肉汤 | |
| | | | 酸辣海鲜汤 | |

**营养师推荐的【泰式料理组合】**
香米饭、清蒸柠檬鱼片、清炒空心菜

### ◆ 凉拌、开胃菜该怎么选

现在你应该知道啰！酸辣生虾当然不该列入妈妈们的外食选项里。

主食已经包含米饭的胖妈妈别忘了凉拌粉丝也是淀粉类，不宜再加进餐盘里。

### 技巧 1

泰式的打抛猪肉其实很像台湾小吃摊的卤肉，是标准高油脂、重口味的料理，并不是孕妈咪的优质蛋白来源。如果这一餐要选蛋白质的话，柠檬鱼片、什锦海鲜较理想。

### 技巧 2

咖喱螃蟹的问题同样也是太油！不过单就螃蟹这一样食材来说，孕妇是可以吃的。如果孕前就对螃蟹过敏，或是孕后吃了曾引发过敏症状，那当然就要避开，否则不需要因为听到别人说怀孕不能吃什么就跟着不吃。

### 技巧 3

椰奶、咖喱、虾酱等泰式酱料都有热量较高的特色，又因为特别开胃下饭，容易让人一口接一口，偶而为之没关系，要是体重已经被医生提醒的妈妈就要稍微忌口！

◆ 汤品该怎么选

虽然，青木瓜鸡汤与咖喱或酸辣口味的汤品相较，口味较清淡，且鸡肉也是很好的蛋白质大宝库。但青木瓜在以白鼠作为试验的研究中发现，会造成孕期白鼠有类似催产素的宫缩现象，也会使公鼠的精子制造困难、产生无精症。因此，孕妇妈妈暂时还是别吃含有青木瓜的料理。

总体来说，泰式料理讲究重口味，很多餐馆提供的甜品、饮料口感也都偏甜，要特别注意其中高油、高糖、高盐的问题。

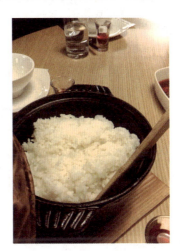

## 以"越南料理"当晚餐的孕妈咪怎么吃

| 主食 | | 凉拌·配菜 | | 汤品 |
|---|---|---|---|---|
| 牛肉丸河粉 | 生牛肉河粉 | 凉拌花枝 | 凉拌牛肉 | 清炖海鲜汤 |
| 凉拌鸡丝河粉 | 海鲜河粉 | 凉拌木瓜丝 | 虾酱青菜 | 清炖蔬菜汤 |
| 酸辣汤米线 | 沙嗲牛肉炒饭 | 鲜虾春卷 | 越式炸春卷 | 椰奶咖喱牛肉汤 |
| 菠萝虾仁炒饭 | 辣味炒河粉 | 越式串烤猪肉 | 香茅柠檬鸡 | |
| 咖喱鸡肉面包 | | | | |

**营养师推荐的【越南餐组合】**
①越式牛肉河粉1份、烫青菜
②咖喱鸡肉面包、清炖蔬菜汤

### ◆ 主食该怎么选

想尝试南洋风味的料理但又觉得泰国菜式太辣的话，不妨可试试口味偏酸甜、辣度较低的越南口味。

越南风味料理中的河粉，汤头多半清爽，热量也不高，对体重有负担的孕妈咪可以选择这一类的主食。不过生牛肉河粉的品项要注意熟度，通常热腾腾的汤可以把生牛肉泡熟，但有疑虑的人还是多叮咛一下店家会比较安心。

咖喱鸡肉面包上桌时大都是用大碗盛装咖喱鸡，小碟子放上法国面包。有热量考虑的人就不太推荐把面包撕成小块、浸到咖喱鸡汁里的吃法，建议食用时将咖喱鸡夹进面包里食用。

### ◆ 凉拌、配菜该怎么选

想点春卷来吃的话，未经油炸的鲜虾春卷比起炸春卷较理想。越式春卷大多包覆大量蔬菜，是补充纤维不错的选择。但也因为蔬菜都是以生菜为主，建议吃的频率还是少一点好。

与泰式料理一样，越南餐馆都会有用虾酱调味的青菜，多半是卷心菜或空心菜。如果这一餐已经吃了比较油的炒饭或炒河粉，可请店家将虾酱青菜直接做成不加虾酱的烫青菜，减轻负担。

### ◆ 汤品该怎么选

热汤方面，清炖海鲜汤与清炖蔬菜汤比起重口味的椰奶咖喱牛肉汤较健康。而且，因为通常都会加入西红柿、菠萝或是罗勒等食材增添风味，也很开胃喔！

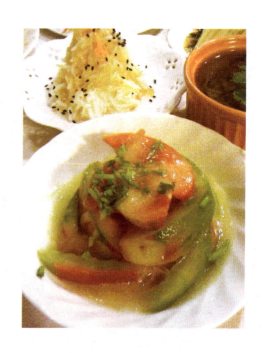

## 卤味该怎么选

如果能均衡地选择各类食物，并顾及营养原则，那么卤味摊也是外食孕妈妈可以参考的做法哦！尤其卤味是属于少油的烹调方式，还能够大量的摄取各种不同类的蔬菜。

### 技巧 1

其中水晶饺、萝卜糕都属于淀粉类，而且以粉料居多，对体重在标准范围内的妈妈偶尔吃吃是可以的。

### 技巧 2

主食类以粉丝、面条等较新鲜的食材为首选，也可搭配猪血糕。米肠、王子面或经油炸过的意面，油脂含量较高，尽量少吃。如果可以从卤味摊买卤菜回家，再配碗热腾腾的白饭吃，减少钠的摄取那就更理想了！

### 技巧 1

贡丸、花枝丸、饺类、甜不辣、百页豆腐等标榜是鱼浆类的食品，其实多半还是加了淀粉制成，不确定成分的情况下尽量少选。

### 技巧 2

牛腱、鸭血、瘦肉、鸟蛋、鸡胗、鸡心、鸡肝都能为妈妈及宝宝补充动物性的蛋白质。鸡爪则可提供胶原蛋白，且热量较低但同样看起来体积也很小的鸡翅、鸭翅就不推荐了，因为大部分都是皮热量很高！

### 技巧 3

猪头皮、大肠或鸡屁股也都是高脂肪的食材，能避免就避免。

卤味摊食物一般盐分都偏高，餐中或餐后不建议再搭配汤或含糖饮料，以无糖茶饮来补充水分、利尿。

Part 6

# 高龄孕妈咪好孕顺产必读

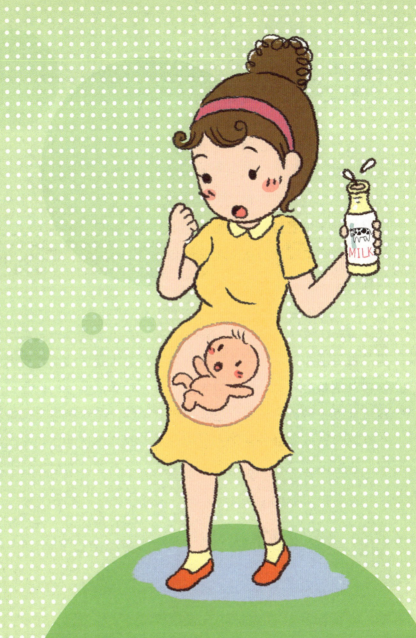

超过35岁的孕妈咪若能做好基本的自我照护，
仍然可以产下聪明健康的可爱宝宝。
高龄妈妈孕期容易出现哪些并发症？应注意哪些事项？
以下就让妇产科专业医师为大家整理出
必要的产检与生活护理重点吧！

# 高龄妊娠最常见的 8 大健康风险

每位孕妈咪都希望自己能平安度过孕期、顺利产下宝宝。高龄准妈妈虽然已克服怀孕门槛,但孕期中随之而来的各种状况使得孕妈咪与宝宝都得面临比一般人更高的风险性。

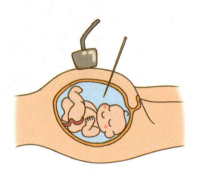

事先认识以下潜在的生理问题,提前做好准备与各项检查,随时调整自己的身心状态,不但能因应孕程可能发生的种种挑战,也能让你在产后迅速恢复健康与体力、全心照顾新生儿。

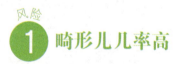

## 风险 1 畸形儿几率高

越高龄较容易生出畸型宝宝吗?就排卵的数量或是胚胎着床的状况而言,女性的卵巢功能在 25～34 岁是最佳状态!当过了这个年龄,卵子的质量也会随之下降与老化。

因此,一般高龄女性的受孕能力比起适龄女性也会较差。而且,就算怀孕了,也会因为卵子质量不佳,导致胎中宝贝染色体发生异常的几率也会比较高。而且,随着年龄越高,染色体发生异常的比例也越高。以数据来说,35 岁以上孕妇怀有唐氏症宝宝的几率是 1/300;满 40 岁以上的高龄产妇则提升至 1/100。

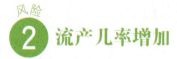

## 风险 2 流产几率增加

由于高龄怀孕者比较容易出现胚胎染色体异常的情形,因此在怀孕初期常见到胚胎发育不良、胚胎没有心跳等问题。"适者生存",这些本身不健全的胚胎很容易自然淘汰,因而会发生妊娠未满12周的"流产"情形。

并且,流产几率会随着年龄增加逐渐上升。女性在30岁左右怀孕,其自然流产率约在10%,过了35岁约为25%,40岁以上的话则超过三成,甚至达到50%!

## 风险 3 早产儿率高

一般称"足月"生产的宝宝是指妈妈怀孕满37～38周以上临盆的状况。而怀孕20周以上、未达37周,胎儿即诞生的情况,就称为"早产"。

英国有项研究发现:40岁以上的高龄孕妇,其早产的风险与年轻孕妇相比高出将近50%。主要还是因为随着年龄增长,体质与子宫环境的健康度都变差,不利于胎儿的生长发育,因此容易在妊娠中后期发生异常,导致宝宝提早出生。此外,

当高龄产妇本身又罹患有高血压、糖尿病、心血管等慢性疾病时,也会增加早产的几率。

而宝宝在尚未发育健全的状态下提前报到,可想而知将会面临许多生理状况,对爸爸妈妈来说也都会造成不小的冲击与照护压力。

## 风险 4 自然产比例较低

宝宝从妈妈阴道娩出的过程,我们称为"自然产"。临床上很多高龄产妇担心自己体力不足,或为了避开生产时可能产生的风险,早早便决定采取剖腹方式生产。根据一项统计指出,近年来台湾地区产妇剖腹产的比例约三成五,相当于每三位中就有一位选择剖腹产。

但这并不代表"高龄孕妇一定得剖腹生产"!虽然自然产对高龄产妇而言有一定的挑战度。但大多数的高龄产妇只要在孕期的营养足够,健康情形、体力良好,没有特殊情况,与妇产专科医师好好配合,还是可以放心自然产的。

**风险 5　产后恢复较慢**

无论男女，在年过35岁之后身体状况便开始走下坡。特别是年龄越大的女性在经历怀胎、分娩后，生理机能及生殖器官需要康复的时程也会比年轻妈妈长。

如果产妇又选择以剖腹方式生产，那么在体力恢复、伤口复原上自然需要更久的时间。有时还可能因为剖腹手术，导致感染、发炎或粘连等并发症。

因此，还是建议高龄孕妈咪在状况许可下尽量采取自然方式生产。对妈妈来说，伤口较小、产后恢复快，生产顺利的话很快就能下床活动，在哺乳及照护宝宝方面也会更方便。

**风险 6　不利于宝宝体质健康发展**

高龄女性的卵子健康度、子宫环境、为胚胎供应营养的能力，一般而言都会比适龄怀孕女性的状况较差。就连胎儿体型都会出现过小或过大的可能性。

然而，小宝贝能否健康发育成长，大部分仰赖于从母体而来的营养。因此，高龄妈妈想孕育出优生宝宝并非不可能，只要从怀孕前便做好准备，强化自己的体质，胎儿健壮的机会仍是相当大的喔！

**风险 7　并发症多**

随着年龄增长，一般人在罹患高血压、糖尿病等慢性疾病的几率普遍较高。相对的，年龄越大的女性的身体因受孕后产生变化，在怀孕期间得上妊娠高血压、妊娠糖尿病及其他并发症的几率也比年轻产妇为高，在孕程中也会比一般孕妈咪更辛苦。

再加上孕妇本身就有疾病的话，孕期间因病所苦的比例不但会增加，引发的状况也会更复杂。建议在怀孕之前就应接受健康检查，确定自己的健康状况。若有任何内科疾病都应先治愈，待生理状况稳定后再怀孕。要是受孕后才发现异状，只要遵照医嘱、积极控制病情，都能降低不适、减少风险。

## 风险 8 多胞儿率大

随着科技进步，医疗技术突飞猛进，许多无法自然受孕成功的高龄产妇通过人工生殖的方式终能一圆生儿育女的梦想。

然而，因晚婚、不孕，尝试人工生殖的情况为了提升胚胎着床的成功率，医生一次植入数个胚胎的比例高，导致产生两个以上的受精卵，怀双胞胎、多胞胎的发生率也大为增加。

很多人可能会羡慕只要辛苦一次、便可拥有两个宝宝（甚至是龙凤胎）的孕妇妈妈。事实上，这些妈妈不但在孕程中负担极重，母婴所面临的风险，包括糖尿病等并发症、容易早产、剖腹产、早期破水的几率也远比一般单胞胎者更高。

而怀有多胞胎的妈妈，其风险性就更大了！因此，当发现产妇怀有多胞胎（三胞胎以上）时，医师在必要时会在妊娠早期考虑是否进行减胎，以保障母亲与宝宝的健康。

# 让母婴更健康的护身符——
# 必要的产前体检

产前检查对所有怀孕女性而言，除了能一窥宝宝在腹中日渐成长的状况，也可提早发现妈妈与胎儿在孕程中可能潜藏的危险因子。高龄生产虽存在一定的风险，年过35岁的怀孕女性倒也不需惶恐不安，认真面对孕期中所有可能的状况，才能喜悦迎接新生命喔！

针对高龄产妇，目前医学上提供多项特殊检查，只要多加善用，一样能确保妊娠期间更加顺利，同时也能生下健康、聪明的宝宝。

## ① 基本孕期检查

高龄孕妈咪的产前常规检查，与一般适龄孕妇相同，但高龄孕妇应多加注意数值变化。每次产检约有以下几个重点项目：

1. **体重：** 从体重上升情形观察母婴两人的体重是否在正常范围内，假如增重太快、太多，宝宝体型可能太大，妈妈也容易出现不适；体重增加较少，胎儿恐有生长迟滞现象。

2. **血压：** 基本的血压测量，有助提早发现妈妈本身是否患有子痫前症或妊娠高血压。

3. **尿液：** 观察孕妇的尿糖及尿蛋白是否过高，及早发现症状并加以处理。如尿糖值较高可能有葡萄糖耐受性不良或糖尿病。尿蛋白偏高者需进一步检查是否患有肾脏疾病；过高且又合并有高血压则可能为子痫前症。

4. **胎儿心跳：** 怀孕达6～8周以上，便可借助超声波看到宝宝心跳。12周以上则可由都普勒（Doppler）听到小宝贝的胎心音。

5. **腹围与子宫底高度：** 由医师测量子宫底到耻骨联合间的距离（即子宫底高度），从肚子的尺寸可估算胎儿的大小。由于超声波检查的便利性，目前也有许多医师直接从超声波来确定宝宝的成长情形。此外，例行性的产检也会安排梅毒、乙型肝炎抗原等实验室检查。

## ② 特殊检查

在必要的检查之外，为了筛检出胎儿染色体是否异常，妈妈本身有无任何不寻常的变化可能引起的并发症，还必须加做其他检查。至于实际需产检的次数应参考主治医师的建议做调整，及早发现可能产生的问题。

### 1. 高层次超声波

以腹部超声波方式可看见胎儿器官及各部位的生理构造是否正常发育，包括胎儿大小、头颈部、胸腹部、四肢、脐带等。这是比基础超声波更细部的检查，但仅针对先天性构造，有关基因方面的缺陷疾病则无法检出。且检查仍有其局限，无法百分之百排除胎儿是否有异常。

**检查时机**
孕期第20～26周

### 2. 绒毛膜取样

可在妊娠早期确认胎儿有无染色体与基因方面的异常，准确率颇高。但由于是从发育中的胎盘取样，属于侵入性的检查，因此危险性较高。通常较建议有遗传疾病高风险者才做，例如夫妻两人都有地中海型贫血、或前次怀孕曾有染色体异常状况、或做了超声波发现胎儿有明显异常等。

**检查时机**
孕期第10～12周

### 3. 羊膜穿刺检查

配合腹部超声波，从腹部以特殊长针穿入子宫内的羊膜腔，抽取少量羊水进行的检查。可直接测得染色体的数量并知道有无异常，约检查后2～3周才会得知结果。羊膜穿刺对胎儿本身并不会造成危害，但因为是侵入性的检查，仍有几率造成破水、感染或流产，一般不超过1%。

**检查时机**
孕期第16周～18周

### 4. 妊娠糖尿病筛检

利用空腹及口服葡萄糖后每小时的血糖值来检测准妈妈有无血糖过高问题，避免孕期中发生妊娠糖尿病或宝宝变成巨婴等风险。尤其家族有糖尿病史的孕妇更应接受检查。

#### 检查时机

孕期第24～28周，口服50g葡萄糖后经由抽血检查。孕初期则可通过口服75g葡萄糖，观察空腹、服用后一小时及两小时共三次检查得知

### 5. 胎儿颈部透明带检查

用来察看胎儿是否有先天性的病症，如唐氏症、先天性心脏病。这是利用超声波扫描时观察胎儿后颈部的皮下积水状况。通常颈部透明带越厚，染色体异常的几率也越高（如风险大于1/270，则建议做羊膜穿刺确认）。若几率介于中间值（1/270～1/1000），可再额外搭配母血唐氏症筛检提高准确度，再评估是否需加做羊膜穿刺。

#### 检查时机

孕期第11～13周

### 6. 母血唐氏症筛检

一般而言，妈妈的年龄越大，产下唐氏症宝宝的几率也较高。通过抽取母体血液可做初步的标记计算。经医师判别后，有高风险性（检查结果高于1/270）的准妈妈则建议做羊膜穿刺加以诊断。

#### 检查时机

孕期第16～18周

### 7. 非侵入性产前染色体检测（NIPT）

由于胎儿与母体可通过胎盘进行养分交流，所以胎儿会有一部分的DNA游离在妈妈的血液里，通过抽取母血即可推测怀有唐氏症宝宝的几率。由于不具侵入性检查可能有的风险，准确度又比"胎儿颈部透明带检查＋母血唐氏症筛检"较高，因此检查费用也较昂贵。

#### 检查时机

孕期第10周以上

在台湾地区目前推行的母婴健康政策下，通常都会建议高龄孕妇进行羊膜穿刺检查，未满35岁者则可通过胎儿颈部透明带及母血唐氏症做筛检。但高龄妈妈若对羊膜穿刺可能造成的感染、破水感到担忧的话，亦可从胎儿颈部透明带及母血唐氏症筛检后的数据再决定是否进行羊膜穿刺，或者也可考虑较新的技术—"非侵入性母血胎儿染色体检测"。

目前针对怀孕妈咪的自费检测项目选择很多，比方说还有3D或4D的超声波（主要是宝宝影像的留存）、乙型链球菌筛检等。而每家医院所的收费及细项亦有所不同。除了听取专业妇产科医师的建议外，高龄孕妇也可衡量自己对哪些方面较有疑虑，并考虑经济能力之后再做决定。

# 高龄孕妈咪最容易发生的 4 大症状与护理法

怀孕时女性的生理面临极大的转变，各种不适症状也会因为高龄可能更为加剧。其中以下几项症状最常发生在高龄孕妈咪的身上。

## 症状 1 子痫前症

也就是我们常听到的"妊娠毒血症"，通常发生在怀孕中后期。当孕妇患有妊娠高血压，同时有全身性水肿或蛋白尿症状时，若又合并有全身性痉挛则为"子痫症"。

妈妈可能有头痛、颈部僵硬、恶心、视力模糊、体重增加过多、尿量减少、上腹部疼痛等症状，严重者可能并发母体重大疾病及凝血异常。胎儿也容易有危险，例如：

❶ 生长迟滞

❷ 胎盘早期剥离

❸ 羊水过少

❹ 严重者可能胎死腹中

一旦诊断出有子痫前症，会考虑怀孕周数及症状严重程度再决定是否终止妊娠。如果周数足够、将胎儿产下后，血压便可下降，症状也就能获得缓解。

至于如何预防？定期做产检、追踪孕期血压是最基本的方法。特别是有家族性高血压的孕妇更需留意。研究数据也显示，孕期并发高血压的妈妈往后患心血管疾病的几率比一般孕妇高出数倍之多。因此，除了药物之外，血压较高的孕妇在饮食、作息上都要调整，好好与医师配合，一般都可以得到良好控制、避免演变成子痫症。目前也可通过早期超声波及抽血检查，评估发生子痫前症的风险高低。

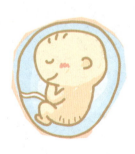

### 症状 2 甲状腺功能异常

随着怀孕，女性的内分泌系统会产生变化，而甲状腺也是其中之一。一般甲状腺功能异常问题好发于年轻女性，但当怀孕年龄越高、生活压力越大，罹患甲状腺疾病的症状也会更严重。

若是孕妇有甲状腺机能亢进，容易并发子痫前症，对胎儿也会造成生长迟滞、易早产或流产，甚至未来新生儿也会发生甲状腺机能亢进。

另一种则是甲状腺功能低下，初期多半没有明显症状，通过甲状腺功能筛检可被发现。怀孕时若合并此症，会增加流产、早期子宫剥离的几率，宝宝也会有神经系统发育异常的风险。

因此，有怀孕计划的甲状腺患者应将甲状腺机能控制至正常。已怀孕者则必须在医师指示下定期服用药物控制。

### 症状 3 妊娠糖尿病

这也是妇产科中经常见到的怀孕并发症，所谓的"妊娠糖尿病"是指女性在孕前并没有糖尿病病史，但怀孕后却出现高血糖的现象。根据统计，高龄孕妇罹患妊娠糖尿病的比例是一般孕妇的二至三倍。

要是妈妈本身血糖过高，肚子里的宝宝也会有高血糖的问题，导致体重较重、造成巨婴，增加生产的难度。此外，也可能产生新生儿呼吸窘迫症候群、胎儿先天畸形、早产，甚至流产。产妇也可能合并有羊水过多、酮酸中毒、妊娠高血压、水肿等症。

要预防此症的发生，注意体重的增加、接受妊娠糖尿病的筛检都有帮助。而怀孕时若罹患糖尿病，注射胰岛素与饮食控制需双管齐下，将血糖控制在正常范围内便可安然度过。

当顺利产下宝宝之后仍不可轻忽！有妊娠糖尿病的产妇，其中有

50%的人将来会罹患糖尿病。因此，产后维持正常体重及固定检验血糖、少油少糖的饮食方式、规律的作息、适量的运动量还是相当重要的一门功课。

## 症状 4 前置胎盘

这是指胎盘位置过低、附着在子宫下半部，因而将子宫颈口遮住的情形。这样一来，将会使胎儿进入产道时发生困难，无法自然产出。而高龄产妇、怀有多胞胎、多产或有慢性血管性疾病等，都是此症的高风险一族。

有前置胎盘问题的孕妇的确有较大的风险，无论是产前还是产后都有大出血的可能。胎盘前置可通过定期产检中的超声波检查得知，因产前出血风险高，建议多休息、不提重物或下蹲、不做剧烈动作、不可有性行为……随着子宫变大，胎盘向上移动，部分前置现象有可能便逐渐消失了。若妊娠末期仍显示有胎盘前置，则须采取剖腹方式生产。

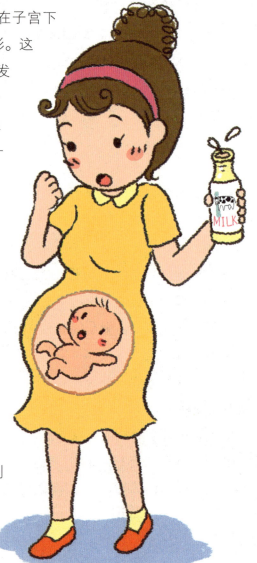

# 妇产科医师给高龄妈咪的生活小叮咛

因为忙碌于职场，现代女性往往都年过三十好几才步入婚姻，很多人甚至是在高度焦虑及努力中才终于成功受孕。尽管身体状况也许不如年轻孕妇良好，但只要维持健康好习惯，提升自己的生理状态并放松心情，在发生问题时迅速向妇产专科医师咨询、配合诊疗，接下来就能迎接属于你和宝宝的幸福时刻。

此外，也要提醒计划生第二胎的高龄妈妈，随着年龄逐渐增长，怀孕也会变得更加困难，想再接再厉的话可要趁早喔！

要遵照医师嘱咐，确实做好每次的产前检查（最好怀孕前还能加做全身健康检查），即使高龄生产有比较高的风险，也不必太过担心。

"那么我的年纪较大，产检是否应密集一些？"基本上，我们还是按照孕妇手册上排定的时间来进行即可，一般在确认怀孕七个月（28周）以前，每4周一次；怀孕八至九个月（29～35周），每2周一次；怀孕进入第十个月（36周）以后，每周一次。除非怀孕期间有任何不适现象，如妊娠高血压、糖尿病、早产或是胎儿生长曲线异常者，或有其他疑虑再就医。

## ① 顺产的第一要领：定期产检

"请问医师，该怎么做才能孕育健康的宝宝？"这是天下所有妈妈最关心的问题，也成了许多高龄妈妈们的焦虑点。其实怀孕期间只

## ② 为自己减压，宝宝长得更好

现代很多夫妻都等到事业小有成就、经济稳定了才考虑怀孕生子，因此大部分的高龄产妇都是职业妇

## 【定期产前检查】

| 孕期别 | 周数 | 检查项目 |
| --- | --- | --- |
| 第一期 | 第12周 | 1. 验血、例行性产检。<br>2. 可自费进行初期唐氏症筛检（胎儿颈部透明带）。 |
| 第二期 | 第16周 | 1. 例行性检查。<br>2. 可自费接受母血唐氏症筛检或羊膜穿刺。 |
| | 第20周 | 1. 常规检查。<br>2. 提供一次免费胎儿超声波检查，观察胎盘与羊水量及宝宝发育情形。 |
| | 第24周 | 1. 例行性检查。<br>2. 自费：糖尿病筛检及高层次超声波。 |
| 第三期 | 第28周 | 例行性产检。<br>抽血检查避免宝宝感染疾病。 |
| | 第30周 | 例行性产检。<br>进行乙型链球菌筛检。 |
| | 第32周 | |
| | 第34周 | |
| | 第35～37周 | |
| | 第36～40周 | |

女，职场上可能也面临不小的压力。家庭事业两头忙，对孕妈咪的体力与心理都是很大的负担、格外辛苦。紧张、焦虑，对怀孕会造成负面效应，也会影响肚子里小宝宝的发展。

试着找出能减轻身心压力的方式，取得准爸爸、家人、同事、主管的谅解，为原本忙碌的生活进行适当调整。放宽心、放慢步调，胎儿才能安安稳稳地生长！

## 3 饮食不需过度油腻、重口味要忌口

部分高龄妈妈在生头胎时小心翼翼、深怕胎宝宝营养不够，摄取过头，结果体重往往都超出标准值，这是要特别注意的。高龄孕妇与腹中胎儿所需要的营养、热量，其实跟一般年轻孕妇大致相同。

而"高营养"的饮食不等于"高

油脂、高糖分"，应以"高蛋白、低脂肪"为主。尤其高龄妈妈较容易发生高血压、糖尿病等妊娠并发症，饮食上更需要用心管理。

## ④ 加强体态、适度运动，控制体重最重要

随着年龄的老化、身体器官功能的衰退，高龄产妇的体力通常也不如年轻孕妇。加强体能、顺利度过怀孕生产的最佳办法就是运动！暂时无法养成运动习惯的人不妨从增加每天的活动量开始，利用空闲时间多走动、做做伸展操。增强心肺功能与肌肉耐力，既能提升自然生产的成功率，同时对舒缓孕期中的不适也有帮助。

熟龄妈妈们的新陈代谢通常较缓慢、容易发胖，但怀孕时并不适合进行减重。这时候，通过适度的运动可避免体重快速增加或过重、引发妊娠合并症，也不须担心身材走样。

## ⑤ 气候变化要注意保暖措施不可少

孕妇的体温比一般人要略高一些，也正因为如此，在季节转换时更要格外谨慎。由于孕妇的免疫力较弱，一察觉气候有所变化，就要做好保暖措施。一旦呼吸道受到感染，怀孕加上高龄的特殊体质，病程很容易拖得比较长。目前有流感疫苗的接种，不妨跟你的妇产科医师讨论。

另外有研究指出，孕妇由外来因素引发的体温上升可能造成胎儿神经管发育方面的缺陷，因此并不适合泡温泉。天冷时想在家泡澡也应注意水温，不可过热，也不建议泡太久。

# 附录：
# 亲自动手做便当最安心

## ① 只要这样做，就能放心享用隔夜盒饭

"隔夜菜含有大量亚硝酸盐，对人体有致癌危险"的说法可能让很多人对吃隔夜餐怀有疑虑，事实上真是如此吗？

与新鲜、现煮蔬菜相比，隔夜菜的确会流失部分的营养，深绿色蔬菜若施肥过量所含有的硝酸盐经细菌分解后，也有可能会形成亚硝酸盐，但含量与不吃青菜的风险相比是小巫见大巫。而且，**只要保存条件得宜，也就不用太担心细菌感染的问题**。加上人体本身就具有代谢的机制，因此对身体不至于产生致癌风险。若还是不放心，绿色蔬菜不妨利用早上起床后的几分钟快速氽烫一下，稍微放凉也就可以装进饭盒里了。

无论从营养、卫生及口味上来看，掌握"低温保存""均衡搭配"两大原则，自己带便当还是上班族妈妈相当理想的选择。提醒大家注意以下三点：

1. 温度的高低是决定细菌生长、繁殖的关键，因此**便当应在下次食用前均维持低温保存状态**。前一天晚上的饭菜盛入干净密封容器，放凉后须立刻入冰箱冷藏，第二天带到公司后也放入冰箱。全程保持低温环境，细菌就不容易滋生了。

2. 用来做便当的隔夜菜**在前一天晚上烹调完毕之后就先另外盛起、装好**，不要等大家都吃饱了、才挑拣盘子里的剩菜当作便当。这样才可预防被多双筷子接触可能带有唾液及细菌的卫生问题。

3. 如果不是早上现做的便当，而是从冰箱取出头天晚上的盒饭，食用前必须充分加热后再吃。要是仍吃不完，就请不要再放回冰箱、然后又重复加热食用啦！

## 2 孕妈咪营养便当轻松奉上

因为本身家中有长辈及三个年幼的孩子，时间允许时我都会在晚上开伙，并利用几个小技巧把隔天的便当也一并准备起来。欢迎大家也一块动手做，一点都不难喔！

**技巧 ① 肉类主菜一次先煮好**

平日晚上如果没有时间，在周末假日时可先做好一锅卤肉、红烧鸡、西红柿牛肉、卤牛腱等下饭菜，放凉后按照食用分量一包包密封、冷冻保存。鲜虾、花枝等海鲜稍微水煮，很快就能熟透、且冰过后味道也不减损，是很适合带便当的主菜。

**技巧 ② 蔬菜凉拌或清烫，快速又清淡**

简单氽烫是最能吃到蔬菜营养成分的方式。芦笋、竹笋、秋葵很适合做成凉拌菜，酱料则另附在小罐子里就不怕味道掺杂在一起。菠菜、空心菜、甘薯叶、菜花、西兰花、或是蘑菇、笈白等，只要稍微氽烫、不用煮太熟，隔餐加热后也不必担心变色走味。或者可多选适合再次加热的海带、木耳、萝卜、洋葱、西红柿等耐煮的蔬菜。

**技巧 ③ 汤料捞起、摇身一变成配菜**

我自己也是职业女性，深知妈妈准备便当的辛劳，所以很喜欢运用这种"汤中菜"的概念。将前一晚用来煮汤的黄瓜、丝瓜、胡瓜、白菜等蔬菜，变成隔天的便当菜品之一，是增加纤维摄取很理想的方式。

**技巧 ④ 善用酱汁，料理就能有滋有味**

酱汁是帮菜肴提升味道的最大功臣。然而，若选择当外食一族，我们无从得知酱料成分，难免食不安心！以下三道酱汁在周末假日时先煮好，接下来一周的便当配菜就不用烦恼了。

【冷豆腐酱汁】

柴鱼汁1100 c.c.、淡色酱油100 c.c.、味淋50 c.c.、姜汁5g，煮滚、勾薄芡即可。亦可用于凉拌及水煮蔬菜的调味。

【凉面酱汁】

柴鱼汁 700 c.c.、酱油 150 c.c.、味淋 150 c.c.、细砂糖 2 小匙，拌匀即可。这道日式凉面酱清爽开胃，也可应用在蔬菜料理上。

【芥籽沙拉酱汁】

白醋 500 c.c.、味淋 500 c.c.、浓口酱油 500 c.c.、细砂 20g、胡麻油 25 c.c.、芥末籽酱 50g、橄榄油 25 c.c.、冷开水 500 c.c.，拌匀即可。适用于肉片、牛排、海鲜及凉拌菜。

◆ 酱汁做法感谢"飨食天堂"研发。主厨黄俊雄师傅提供，家庭用酱汁可斟酌用量按比例减少制作量。

◆ 汤锅倒水 1000 c.c. 煮滚后转小火，加入柴鱼片 20 克浸泡 2～3 分钟，滤掉柴鱼片即成柴鱼汁。

技巧 ⑤ 用水果替代热汤，维生素 C 多多

不方便带热汤配着便当吃也没关系，用新鲜水果来佐餐，既可补充水分与维生素 C，还能促进许多营养素的吸收。不须花费太多时间，例如葡萄一次洗好，先放冰箱冷藏，隔天很快就能带出门。

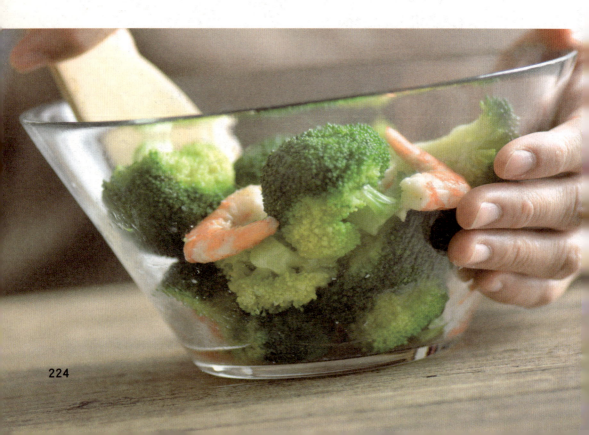

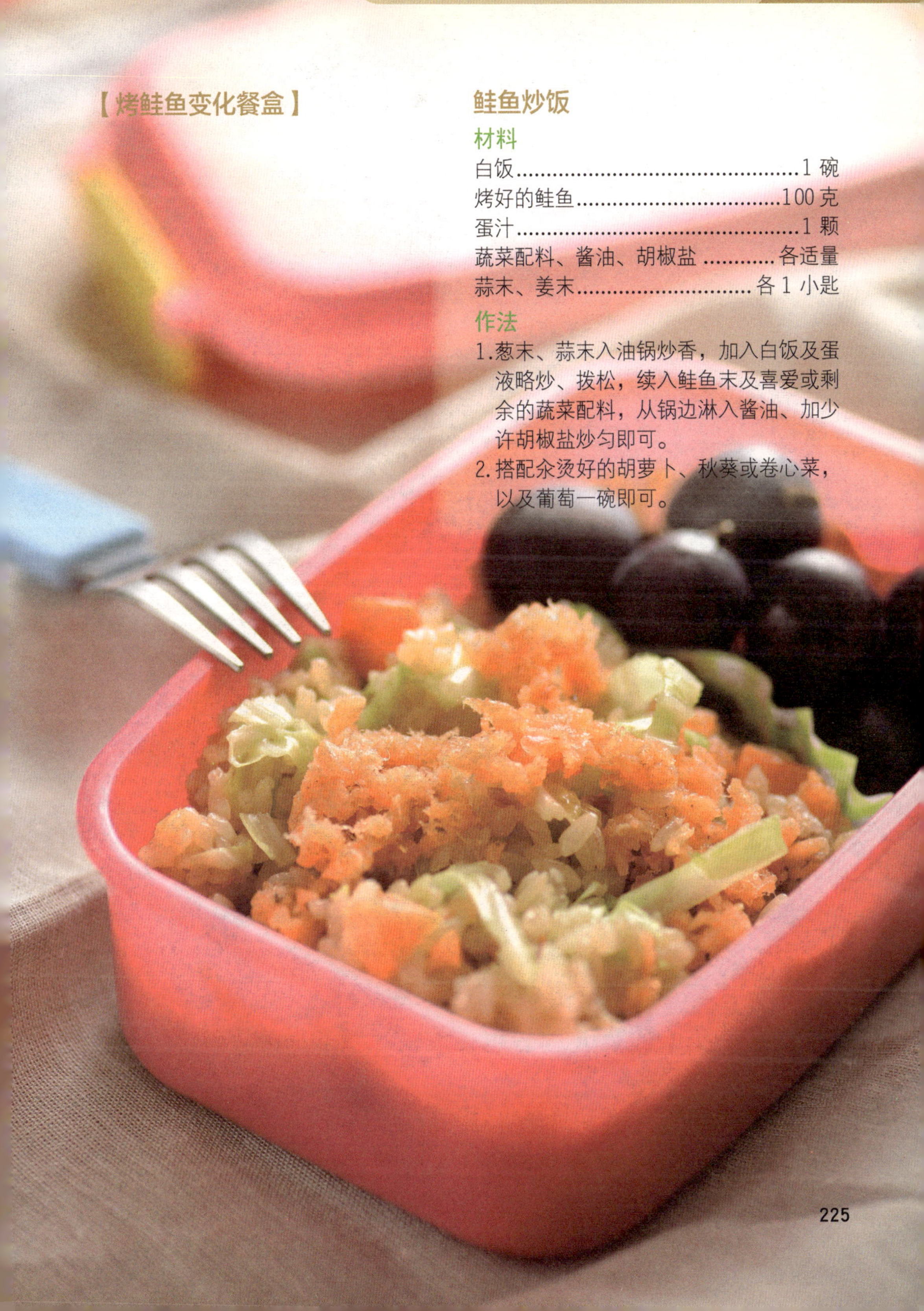

## 【烤鲑鱼变化餐盒】

### 鲑鱼炒饭

**材料**

| | |
|---|---|
| 白饭 | 1碗 |
| 烤好的鲑鱼 | 100克 |
| 蛋汁 | 1颗 |
| 蔬菜配料、酱油、胡椒盐 | 各适量 |
| 蒜末、姜末 | 各1小匙 |

**作法**

1. 葱末、蒜末入油锅炒香，加入白饭及蛋液略炒、拨松，续入鲑鱼末及喜爱或剩余的蔬菜配料，从锅边淋入酱油、加少许胡椒盐炒匀即可。
2. 搭配汆烫好的胡萝卜、秋葵或卷心菜，以及葡萄一碗即可。

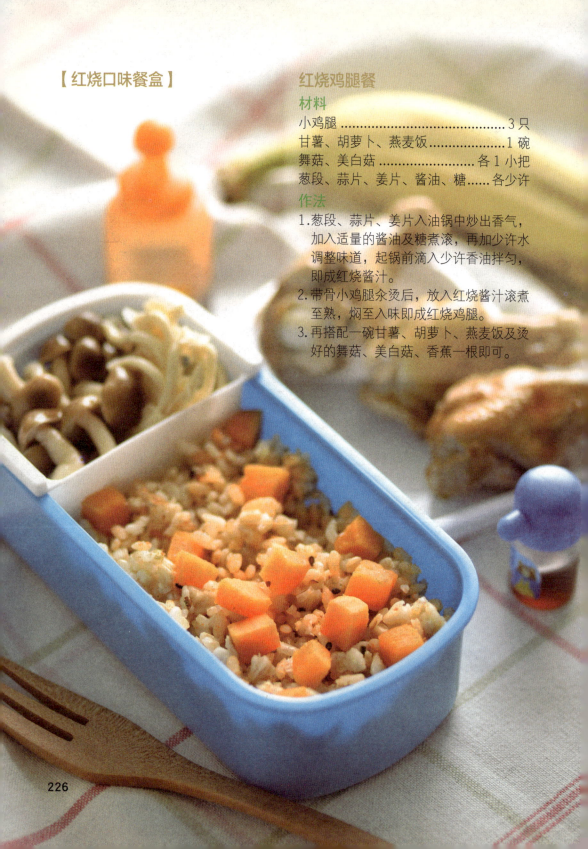

## 【红烧口味餐盒】

### 红烧鸡腿餐

**材料**
小鸡腿 ......................................... 3 只
甘薯、胡萝卜、燕麦饭 ................. 1 碗
舞菇、美白菇 ........................ 各 1 小把
葱段、蒜片、姜片、酱油、糖 ...... 各少许

**作法**
1. 葱段、蒜片、姜片入油锅中炒出香气，加入适量的酱油及糖煮滚，再加少许水调整味道，起锅前滴入少许香油拌匀，即成红烧酱汁。
2. 带骨小鸡腿汆烫后，放入红烧酱汁滚煮至熟，焖至入味即成红烧鸡腿。
3. 再搭配一碗甘薯、胡萝卜、燕麦饭及烫好的舞菇、美白菇、香蕉一根即可。

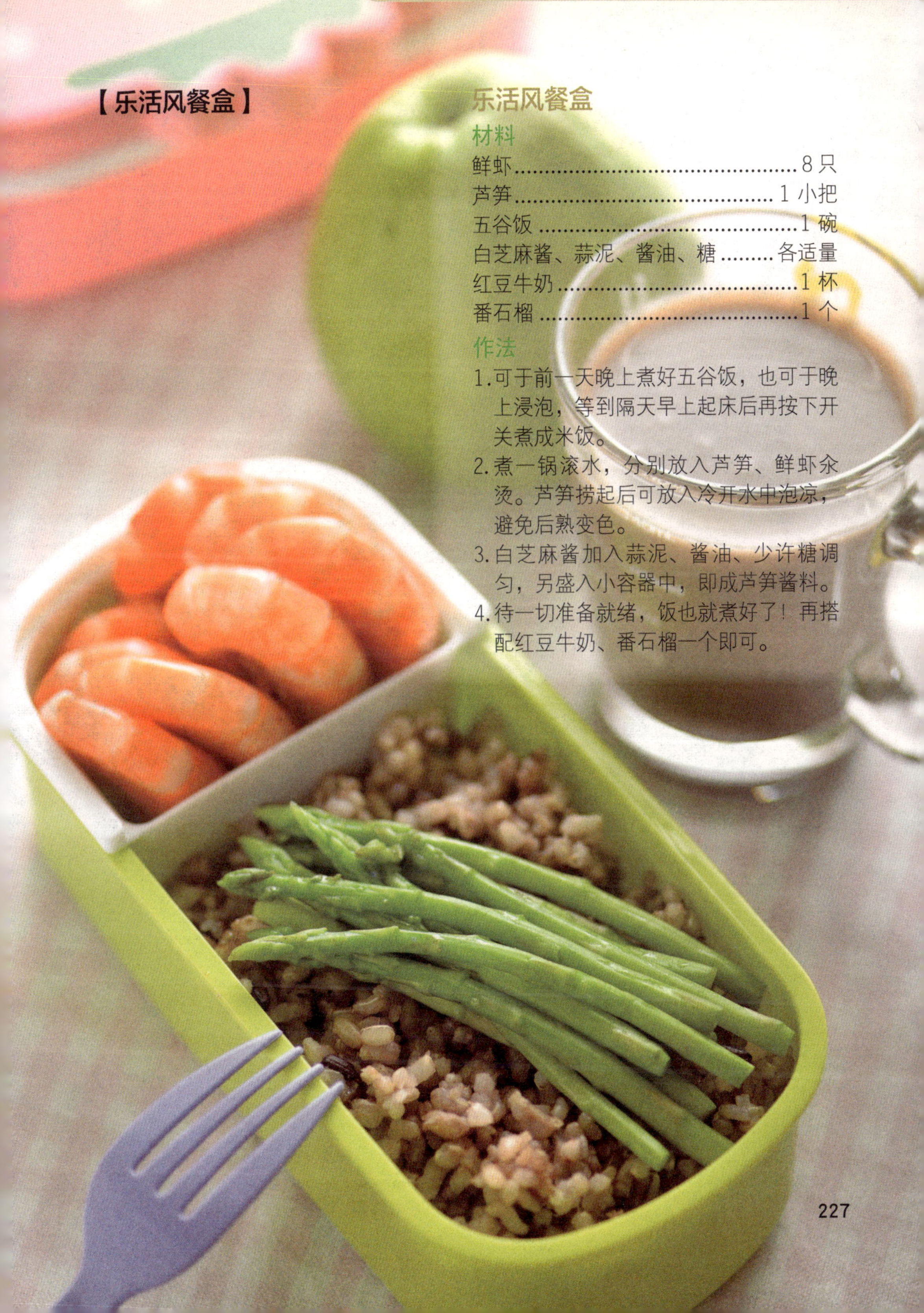

亲自动手做便当最安心　附录

## 【乐活风餐盒】

### 乐活风餐盒

**材料**

| | |
|---|---|
| 鲜虾 | 8只 |
| 芦笋 | 1小把 |
| 五谷饭 | 1碗 |
| 白芝麻酱、蒜泥、酱油、糖 | 各适量 |
| 红豆牛奶 | 1杯 |
| 番石榴 | 1个 |

**作法**

1. 可于前一天晚上煮好五谷饭，也可于晚上浸泡，等到隔天早上起床后再按下开关煮成米饭。
2. 煮一锅滚水，分别放入芦笋、鲜虾汆烫。芦笋捞起后可放入冷开水中泡凉，避免后熟变色。
3. 白芝麻酱加入蒜泥、酱油、少许糖调匀，另盛入小容器中，即成芦笋酱料。
4. 待一切准备就绪，饭也就煮好了！再搭配红豆牛奶、番石榴一个即可。

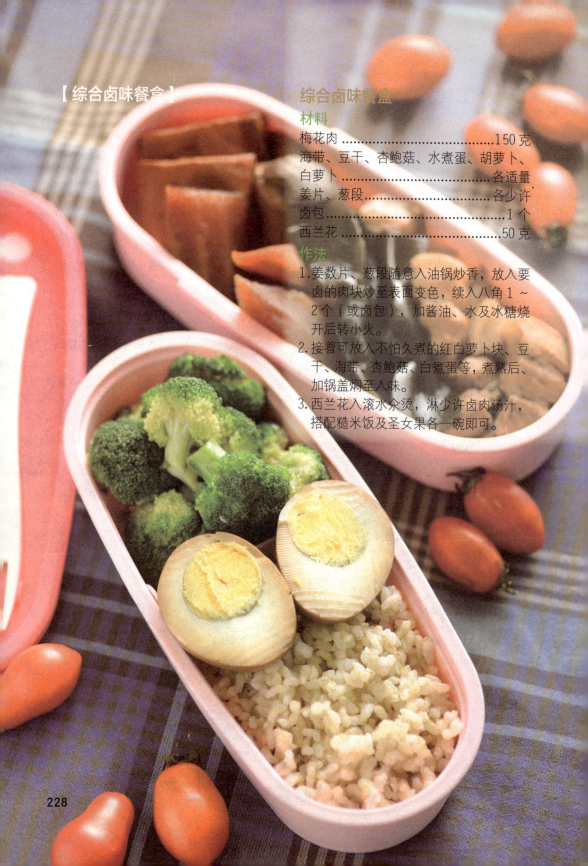

## 综合卤味餐盒

### 材料
梅花肉 .................................................. 150克
海带、豆干、杏鲍菇、水煮蛋、胡萝卜、
白萝卜 .................................................. 各适量
姜片、葱段 ............................................ 各少许
卤包 ...................................................... 1个
西兰花 .................................................. 50克

### 作法
1. 姜数片、葱段随意入油锅炒香,放入要卤的肉块炒至表面变色,续入八角1~2个(或卤包),加酱油、水及冰糖烧开后转小火。
2. 接着可放入不怕久煮的红白萝卜块、豆干、海带、杏鲍菇、白煮蛋等,煮熟后,加锅盖焖至入味。
3. 西兰花入滚水汆烫,淋少许卤肉汤汁,搭配糙米饭及圣女果各一碗即可。

【卤牛腱变化餐盒】

## 卤牛腱变化餐盒

**材料**

牛腱……………………………1个
南瓜……………………………50克
芹菜炒豆皮……………………1份

**作法**

1. 整块牛腱直接入滚水烫煮，待体积缩小、不再冒出血水即捞出。另放入自己喜爱的调味酱汁中煮至筷子可轻松穿入，即可熄火、待凉。冷却后可冷藏，尽量于一星期内食用完。亦可冷冻保存，约可存放一个月。
2. 南瓜连皮刷洗干净，切块后直接铺在白米上蒸煮，即成另一道配菜——蒸南瓜。
3. 牛腱切片，搭配前一晚汤里的黄瓜、不易变色的蔬菜料理（如芹菜炒豆皮），及白饭一碗、奇异果一个即可。

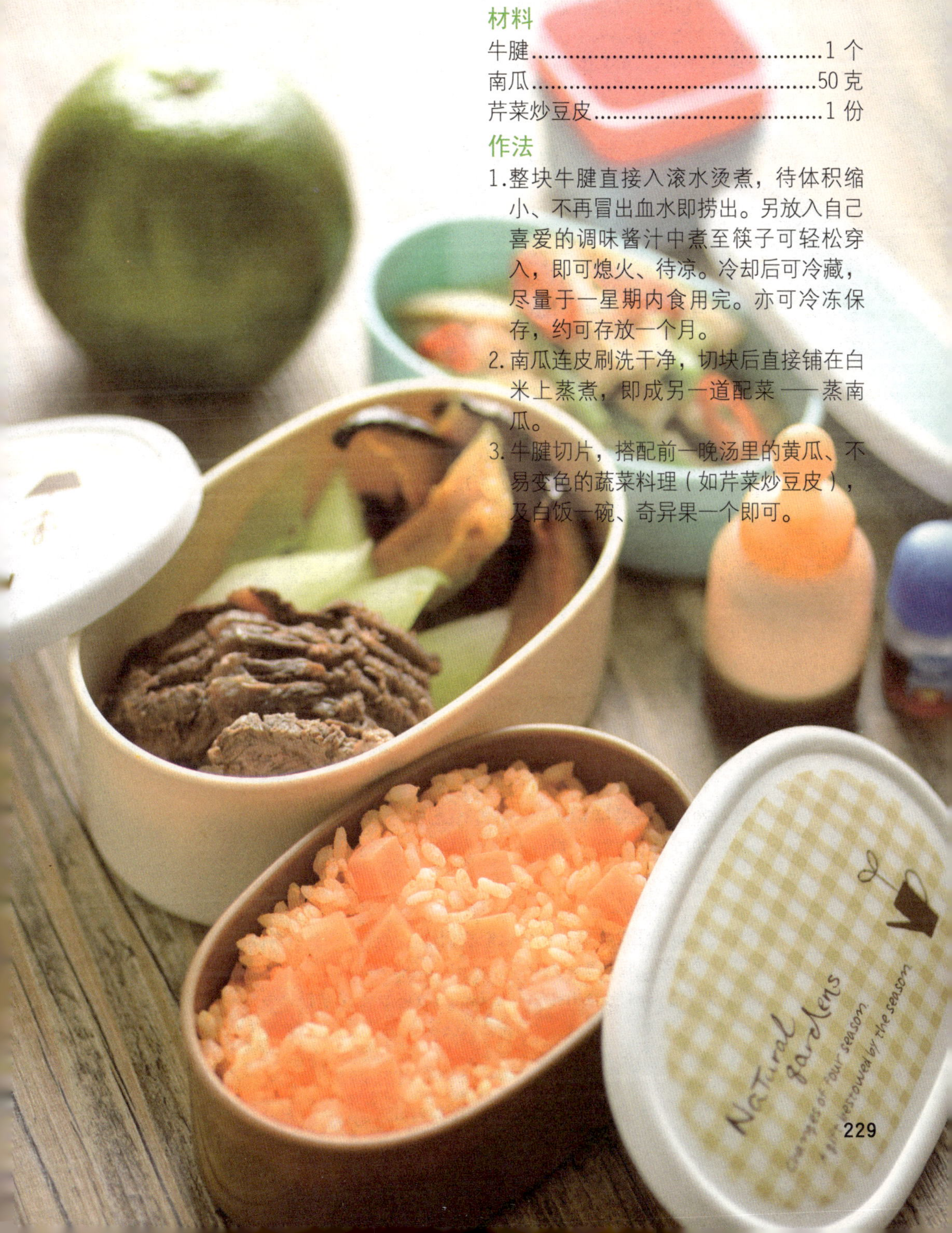

本著作通过四川一览文化传播广告有限公司代理，由台湾广厦有声图书有限公司授权电子工业出版社独家出版中文简体字版，未经许可，不得以任何方式复制或抄袭本书之部分或全部内容。本著作限于中国大陆地区发行销售。

版权所有，侵权必究。

版权贸易合同登记号　图字：01-2015-3998

**图书在版编目（CIP）数据**

吃对营养顺序，好孕又不胖 / 李婉萍著. —北京：电子工业出版社，2015.6
ISBN 978-7-121-26363-7

Ⅰ.①吃… Ⅱ.①李… Ⅲ.①孕妇－营养卫生－基本知识 Ⅳ.①R153.1

中国版本图书馆CIP数据核字（2015）第134078号

责任编辑：鄂卫华
印　　刷：中国电影出版社印刷厂
装　　订：中国电影出版社印刷厂
出版发行：电子工业出版社
　　　　　北京市海淀区万寿路173信箱　邮编：100036
开　　本：710×1000　1/16　印张：14.5　字数：208千字
版　　次：2015年6月第1版
印　　次：2015年6月第1次印刷
定　　价：49.80元

凡所购买电子工业出版社图书有缺损问题，请向购买书店调换。若书店售缺，请与本社发行部联系，联系及邮购电话：（010）88254888。

质量投诉请发邮件至zlts@phei.com.cn，盗版侵权举报请发邮件至dbqq@phei.com.cn。

服务热线：（010）88258888。